KB040023

1일 1분 시력 운동

視力回復博士絶対おすすめ! [山口式]自力で白内障・緑内障・黄斑変性を治す本

© Kouzo Yamaguchi 2019
Originally published in Japan by Shufunotomo Co., Ltd
Translation rights arranged with Shufunotomo Co., Ltd
Through Danny Hong Agency

이 책의 한국어판 저작권은 대니홍 에이전시를 통한 저작권사와의 독점 계약으로 ㈜콘텐츠그룹 포레스트에 있습니다. 저작권법에 의하여 한국 내에서 보호를 받는 저작물이므로 무단전재와 복제를 금합니다.

맑고 선명한 눈을 위한 초간단 아이 스트레칭

1일 1분 시력 운동

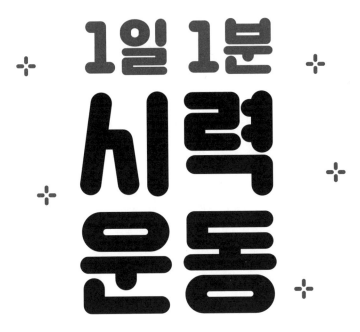

야마구치 고조 지음 | 최말숙 옮김

포레스트북스

☑ 시력
체크 카드

시력 체크 카드
사용법

—

총 6장의 카드는 모두 절취선을 따라 자른 다음 아래 그림과 같이 손에 들거나 벽에 붙여서 사용한다. '11쪽의 초점 조절 카드'의 경우는 테두리를 잘라서 쓴다.

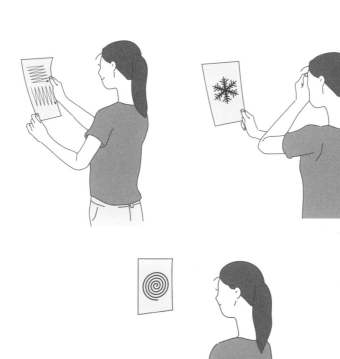

기본 시력 검사표

사용법 1.3m 떨어진 지점에 서서 손으로 양쪽 눈을 교대로 가리고 시력을 측정한다.

※ 집에서 검사하는 경우 정확도가 떨어질 수 있으니 병원에서 검사를 받는 것이 좋다.

				0.1
				0.2
				0.3
				0.4
				0.5
				0.6
				0.7
				0.8
				0.9
				1.0
				1.2
				1.5
				2.0

난시
검사표
—

사용법 30cm 정도 떨어진 지점에 서서 손으로 양쪽 눈을 교대로 가리고 방사선 시표를 본다. 더 선명하게 보이거나 두 개로 겹쳐 보이는 선이 있다면 난시를 의심할 수 있다.

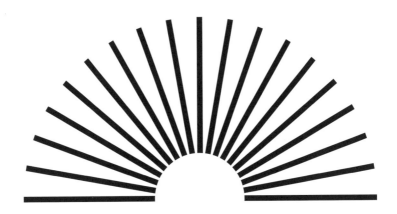

지그재그 선
트레이닝

※ 벽에 붙이거나 손에 들고 사용하며, 얼굴은 정면을 향한 채 시선만 움직이면 외안근을 단련할 수 있다.

목표 시간 각각 10초

사용법 ① 얼굴에서 30~50cm 정도 떨어진 지점에 카드를 놓고 ①부터 ⑫까지 눈으로만 선을 좇는다. 이때 얼굴이 움직이지 않도록 주의한다.

② 좌우, 상하 각각 10초를 목표로 아침저녁으로 1회씩 시행한다.

③ 동작이 익숙해지면 되도록 빨리 시선을 움직인다. 끝 지점인 ⑫부터 시작해도 좋고, 카드를 비스듬히 기울여서 봐도 된다.

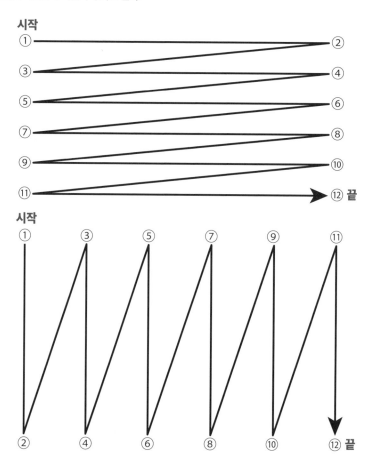

8

나선
트레이닝
—

※ 벽에 붙이거나 손에 들고 사용하며,
얼굴은 정면을 향한 채 시선만 움직이면
외안근을 단련할 수 있다.

목표 시간 10초

사용법 ① 얼굴에서 30~50cm 정도 떨어진 지점에 카드를 놓고 시작 지점부터 끝 지점
까지 눈으로만 선을 좇는다. 이때 얼굴이 움직이지 않도록 주의한다.

② 10초를 목표로 아침저녁으로 1회씩 시행한다.

③ 동작이 익숙해지면 되도록 빨리 시선을 움직인다. 끝 지점부터 시작해도 좋다.

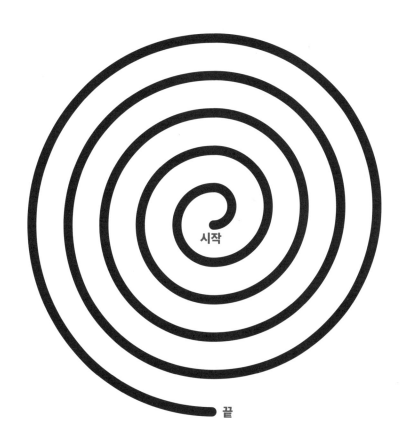

눈으로
그림 그리기
—

사용법 ① 그림의 중심이 얼굴 중앙에 오도록 든다. 이때 그림과 얼굴 사이의 거리는 50cm 정도 떨어지도록 하고 안경이나 콘택트렌즈는 착용하지 않는다.

② 손으로 한쪽 눈을 가리고 얼굴이 움직이지 않도록 주의하면서 시계 방향을 따라 눈으로 그림을 그린다. 시작 지점에 도달하게 되면 이번에는 시계 반대 방향으로 움직인다. 이 동작을 1세트로 하여 양쪽 눈 각각 아침저녁으로 1회씩 시행한다.

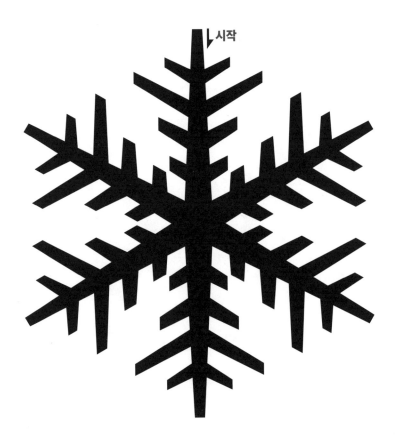

초점 조절

카드

—

사용법

① 가위나 칼로 절취선을 따라 자른다.

② 카드의 중앙을 코에 대고 카드와 얼굴이 직각이 되도록 한다. 얼굴은 정면을 향한다.

③ 가장 멀리 있는 원을 1초 동안 응시한다.

④ 나머지 두 원도 각각 1초씩 응시한다.

⑤ ③~④를 1세트로 하여 3회씩, 매일 2번 정도 한다.

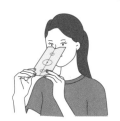

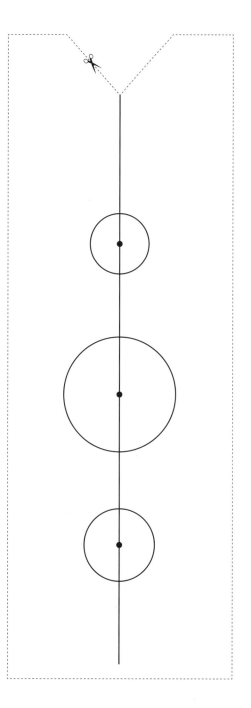

시력 체크 카드

아이 스트레칭
시력이 좋아지는 5일 완성 트레이닝

1DAY ▶ 시력 점검과 기본 운동

PART 2

식사

식사량을 줄이면 시력이 올라간다

생활습관

당신의 습관이 곧 당신의 시력이다

안구 질환 Q&A

환자들이 가장 궁금해하는 질문 TOP 50

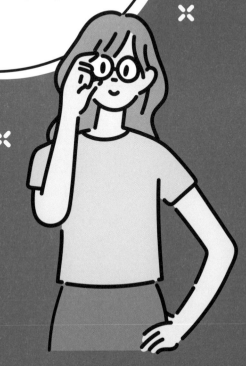

PART 1

아이 스트레칭

시력이 좋아지는
5일 완성 트레이닝

1DAY

시력 점검과 기본 운동

01

기초 시력
검사하기

기본 시력 검사표 사용법

① 불빛이 밝은 방의 벽에 시력 검사표(6쪽)를 본인의 눈높이에 맞춰 붙인다.

② 벽에서 1.3m 정도 떨어진 지점에 서서 손으로 한쪽 눈을 살짝 가린다.

③ C자 모양 마크인 란돌트 고리Landolt ring의 구멍이 어느 방향으로 나 있는지 맞춰본다. 가로로 나열된 4개 중 3개를 맞히면 된다. 반대쪽 눈도 똑같이 검사한다.

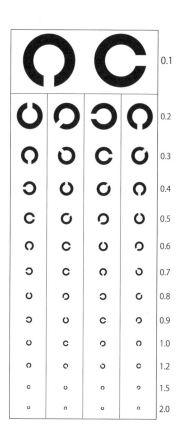

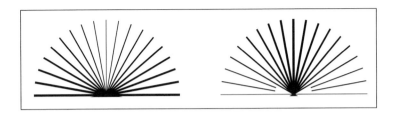

난시 검사표 사용법

난시 검사표(7쪽)에서 30cm 정도 떨어진 지점에 서서 손으로 양쪽 눈을 교대로 가린다. 위의 그림처럼 방사선 시표의 선이 일정한 굵기로 보이지 않는다면 난시일 가능성이 높다. 난시인 경우에는 눈이 자주 피로해지고 심하면 두통, 오심, 구토 등의 증상이 나타날 수 있으니 서둘러 안과 전문의에게 진료를 받도록 한다.

현재 나의 건강 점수 매겨보기

02

다음 중 해당하는 항목에 체크한다.

1	컴퓨터를 하루 5시간 이상 사용한다.
2	늦게까지 깨어 있을 때가 많고 생활이 불규칙하다.
3	배부를 때까지 먹는다.
4	하루 수분 섭취량이 1L 이하다.
5	스트레스를 받을 때가 많다.
6	두통, 어깨 결림, 냉증, 요통 등의 증상이 있다.
7	달고 기름진 음식을 자주 먹는다.
8	운동을 하지 않는다.
9	대변을 하루에 1번 이하로 본다.
10	카페인이 함유된 음료를 즐겨 마신다.

☑ 체크 개수가 2개 이하일 경우

좋은 생활습관을 가지고 있다. 지금의 패턴을 유지한다면 건강을 걱정할 필요가 없을 것이다. 스트레칭과 시력 회복 트레이닝을 꾸준히 실천해 눈 건강을 지켜보자.

☑ 체크 개수가 3~5개일 경우

현재의 생활이 지속된다면 시력이 저하되고 눈의 피로가 심해질 수 있다. 체크 항목을 하나라도 줄일 수 있도록 생활습관을 개선하자.

☑ 체크 개수가 6개 이상일 경우

병에 걸릴 위험이 높은 상태다. 반드시 생활습관을 개선해야 한다. 당뇨병이나 동맥경화와 같은 생활습관병에 걸리지 않도록 각별히 주의해야 한다.

• 컴퓨터를 장시간 사용해 눈을 혹사시키면 활성산소(세포를 공격해 노화를 유발하는 물질)가 증가한다.

• 운동 부족 및 당분의 과다 섭취는 혈액을 끈적끈적하게 만들어 고혈압, 위장병 등의 각종 생활습관병과 시력 저하를 초래할 수 있다.

03 특정 증상으로 알아보는
안구 근육 상태

다음 중 해당하는 항목에 체크한다.

1	가까이 있는 물체를 본 후 멀리 있는 물체를 보면 초점이 잘 맞지 않는다.
2	글자를 읽는 데 시간이 걸리거나 잘못 읽을 때가 많다.
3	어두운 곳에 들어가면 물체가 보일 때까지 시간이 제법 걸리거나 아예 보이지 않는다.
4	물체가 비뚤어져 보이거나 평소에 보이지 않던 것이 보인다.

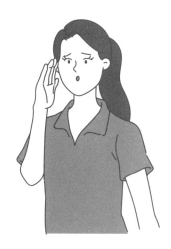

• 물체가 흐릿하게 보이거나 글자를 읽는 데 시간이 꽤 오래 걸린다면 눈의 근육이 약해진 상태다.

①에 해당하는 사람

수정체의 두께를 조절하는 섬모체근(모양체근)이 약해졌을 가능성이 높다. 31쪽의 섬모체근 트레이닝을 중점적으로 실시하면 효과를 볼 수 있다.

②에 해당하는 사람

안구를 지탱하는 외안근이 약해졌을 가능성이 높다. 39쪽의 외안근 트레이닝을 중점적으로 실시하면 효과를 볼 수 있다.

③에 해당하는 사람

눈으로 들어오는 빛의 양을 조절하는 홍채근이 약해졌을 가능성이 높다. 53쪽의 홍채근 트레이닝을 중점적으로 실시하면 효과를 볼 수 있다.

④에 해당하는 사람

눈으로 본 정보가 뇌에 잘 전달되지 않을 가능성이 높다. 58쪽의 두뇌 트레이닝을 중점적으로 실시하면 효과를 볼 수 있다.

04 목 결림을 풀어주는 스트레칭

목은 시신경이 이어진 부위로 이곳의 혈액 순환이 나빠지면 눈 건강에도 악영향을 미친다. 뭉친 목 근육을 수시로 풀어주자.

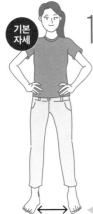

기본 자세

1 다리를 어깨 너비로 벌리고 서서 손을 허리에 대고 정면을 바라본다. 양발은 평행이 되도록 한다.

반대쪽으로도 고개를 돌린다

2 머리를 똑바로 세우고 천천히 숨을 내쉬면서 시선을 평행하게 이동시킨다는 느낌으로 고개를 최대한 왼쪽으로 돌린다. 이 자세를 4초 동안 유지한다. 다시 기본자세로 돌아온 후 이번에는 고개를 오른쪽으로 돌린다.

어깨 너비로 벌린다

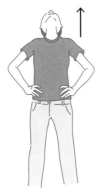

3 다시 기본자세로 돌아온 후 천천히 숨을 내쉬면서 고개를 최대한 뒤로 젖혀 천장을 본다. 이 자세를 4초 동안 유지한다.

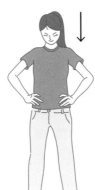

4 기본자세로 돌아온 후 천천히 숨을 내쉬면서 고개를 최대한 아래로 숙인다. 이 자세를 4초 동안 유지한다.

05 눈 주변 근육을
풀어주는 마사지

손의 온도로 눈 주위를 따뜻하게 한 후, 주변 근육을 부드럽게 풀어주는 마사지다. 눈이 편안해지고 혈액 순환이 원활해져서 산소와 영양소가 잘 전달된다.

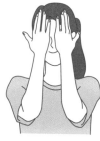

1 양 손바닥으로 눈을 부드럽게 덮고 10초 동안 눈 주위를 따뜻하게 해준다. 이때 눈을 세게 눌러 압박하지 않도록 주의한다.

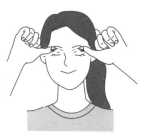

2 양 엄지를 그림의 화살표 방향으로 조금씩 이동시키면서 눈썹 아래 뼈를 부드럽게 자극한다.

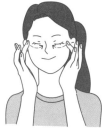

3 양 검지나 중지를 그림의 화살표 방향으로 조금씩 이동시키면서 눈 아래 뼈를 부드럽게 자극한다. 손톱으로 눈을 찌르지 않도록 주의한다.

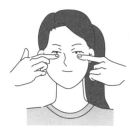

4 강하게 누르면 눈에 상처가 생길 수 있으므로 주의한다.

06 혈액 순환이 좋아지는 눈동자 돌리기

눈동자를 돌리면 눈 주위 근육도 같이 움직여서 혈액 순환이 촉진되고 경직된 섬모체근이 풀어진다. 안구 건조증과 어깨 결림에 효과적인 동작이다.

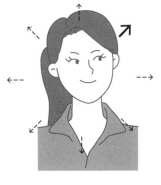

1 얼굴은 움직이지 않도록 주의하면서 눈을 시계 방향으로 돌린다. 비스듬히 오른쪽 위, 오른쪽, 옆쪽 등 그림을 참고하여 총 8곳을 각각 1초씩 응시한다. 이때 얼굴은 정면을 향하고 시선을 최대한 멀리 보도록 한다.

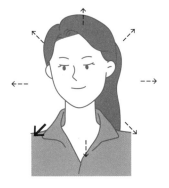

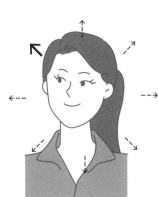

2 눈 주위 근육을 최대한 많이 움직이는 것이 좋으며, 시계 반대 방향으로도 똑같이 해준다.

눈의 피로가 해소되는
혈자리

눈의 피로를 해소하는 데 가장 효과적인 혈자리는 정명睛明이다. 이곳을 자극하면 혈액 순환이 좋아지고 눈에 필요한 영양소가 잘 전달되어 백내장까지 예방할 수 있다.

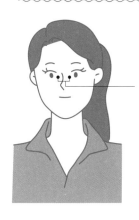

위치

눈 안쪽 끝에서 콧대를 만졌을 때 움푹 들어간 곳이 정명이다. 눈이 피곤할 때 저절로 손이 가는 곳이다.

자극 방법

한쪽 손의 엄지와 검지를 정명에 대고 5초 동안 누른다. 시원할 정도로만 자극하되 눈은 누르지 않도록 주의한다.

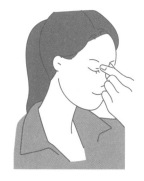

2DAY

섬모체근 트레이닝

08 기본
원근 트레이닝

1 먼 곳에 있는 고층 빌딩이나 철탑 등에 초점을 맞추고 응시한다. 이때 집중해서 보도록 한다.

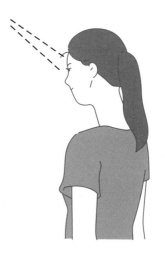

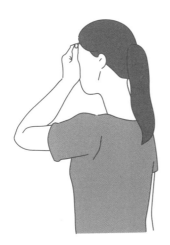

2 이번에는 손으로 양쪽 눈을 교대로 가리고 응시한다. ①~②를 1세트로 하여 3회씩, 매일 2번 정도 한다.

09 손가락을 이용한 원근 트레이닝

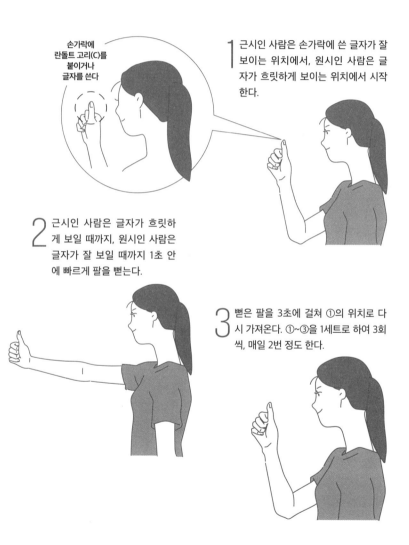

손가락에
란돌트 고리(C)를
붙이거나
글자를 쓴다

1 근시인 사람은 손가락에 쓴 글자가 잘 보이는 위치에서, 원시인 사람은 글자가 흐릿하게 보이는 위치에서 시작한다.

2 근시인 사람은 글자가 흐릿하게 보일 때까지, 원시인 사람은 글자가 잘 보일 때까지 1초 안에 빠르게 팔을 뻗는다.

3 뻗은 팔을 3초에 걸쳐 ①의 위치로 다시 가져온다. ①~③을 1세트로 하여 3회씩, 매일 2번 정도 한다.

10 볼펜을 이용한 원근 트레이닝

창문 앞이나 베란다에 서서 먼 곳을 응시한다. 산, 숲, 빌딩 등 무엇이든 좋으나 되도록 현재 위치에서 멀리 떨어진 곳을 바라보는 것이 좋다.

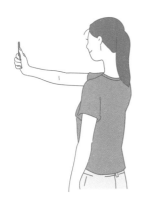

1 먼저 바깥 풍경을 볼 수 있도록 창문을 열어둔다. 그다음 한 손으로 볼펜이나 연필을 들고 팔을 뻗는다. 볼펜이 잘 보이는 위치까지 팔을 내민다.

2 볼펜을 3초 동안 바라본 후 창문 밖 풍경을 3초 동안 응시한다. 이 동작을 1세트로 하여 3회씩, 매일 2번 정도 한다. 볼펜과 창문 밖 풍경을 의식적으로 번갈아 보는 것이 중요하다

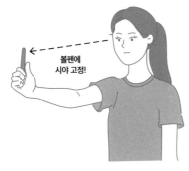

볼펜에 시야 고정!

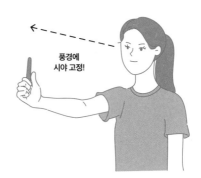

풍경에 시야 고정!

11 책을 이용한 원근 트레이닝

1 책, 잡지, 신문 등에서 글자 하나를 골라 3초 동안 응시한다. 너무 크지도, 작지도 않은 적당한 크기 의 글자를 선택한다.

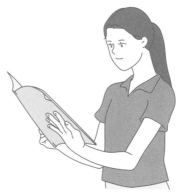

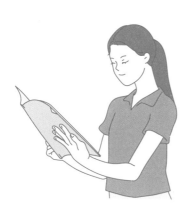

2 그다음 3초 동안 눈을 감는다. 단, 눈을 감 더라도 ①과 마찬가지로 글자를 응시한다 고 생각하며 자세를 그대로 유지한다.

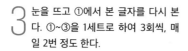

3 눈을 뜨고 ①에서 본 글자를 다시 본 다. ①~③을 1세트로 하여 3회씩, 매 일 2번 정도 한다.

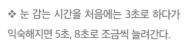

❖ 눈 감는 시간을 처음에는 3초로 하다가 익숙해지면 5초, 8초로 조금씩 늘려간다.

초점 조절 카드를 이용한
원근 트레이닝

• 11쪽 카드 활용

1 가위나 칼로 절취선을 따라 초점 조절 카드를 자른다. 카드를 그림과 같이 코에 대고 카드와 얼굴이 직각이 되도록 한다. 얼굴은 정면을 향한다.

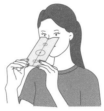

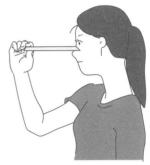

2 가장 멀리 있는 원의 중심점을 1초 동안 응시한다. 이때 그림과 같이 원의 중심점이 꼭짓점이 되는 삼각형이 보이면 된다.

3 나머지 두 원도 각각 1초씩 응시한다. ①~③을 1세트로 하여 3회씩, 매일 2번 정도 한다.

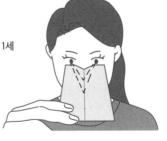

❖ 안경이나 콘택트렌즈를 착용한 채 트레이닝 해도 괜찮다.

단, 안경을 착용하고 할 때는 3개의 원이 안경알 밖으로 나오지 않도록 주의한다.

자음과 모음
순서대로 찾기

목표 시간 60초

1 크고 작은 자음과 모음을 각각 순서대로 찾는다. 이때 손가락이나 필기구 등으로 짚지 않고 눈으로만 찾아야 한다.

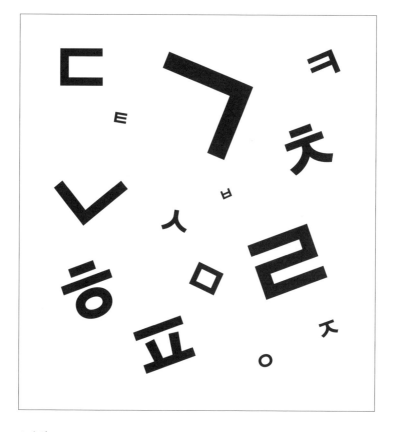

❖ 순서: ㄱㄴㄷㄹㅁㅂㅅㅇㅈㅊㅋㅌㅍㅎ

2 자음과 모음을 다 찾은 후에는 이를 조합해 단어를 만들어본다. 예를 들면 바다, 우유, 나라 등 다양한 자음과 모음을 붙여 지어보자. ①~②를 1세트로 하여 3회씩, 매일 2번 정도 한다.

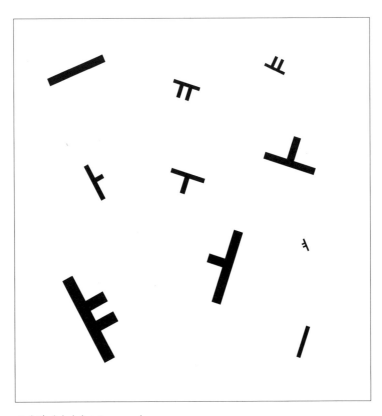

❖ 순서: ㅏ ㅑ ㅓ ㅕ ㅗ ㅛ ㅜ ㅠ ㅡ ㅣ

3DAY

외안근
트레이닝

뚜껑
떨어뜨리기

준비물 페트병 뚜껑 2개, 종이 접시 2개

이 트레이닝은 시야를 넓히고 외안근을 단련하는 데 효과적이다.

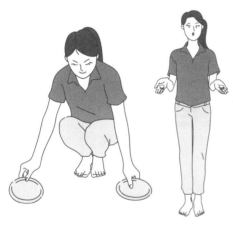

1 종이 접시 2개를 바닥에 두고 페트병 뚜껑을 양손에 각각 쥔 채로 조금 뒤로 물러선다.

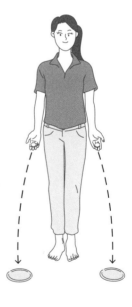

2 손에 들고 있던 페트병 뚜껑을 접시 위로 떨어뜨린다. 이때 얼굴은 정면을 향한 채 눈만 움직이도록 한다. 처음에는 뚜껑 하나만 떨어뜨리고, 익숙해지면 양손 동시에 뚜껑을 떨어뜨린다. 1분 동안 ①~②를 반복한다.

❖ 동작이 익숙해지면 종이 접시 대신 종이컵으로 바꿔서 해본다. 혹은 종이 접시와의 거리나 각도를 달리하는 것도 괜찮다.

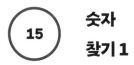

숫자 찾기 1

목표 시간 3분

1~40까지의 숫자를 순서대로 찾아 손가락으로 짚는다. 숫자 찾기를 통해 눈을 상하좌우로 움직이는 훈련을 한다.

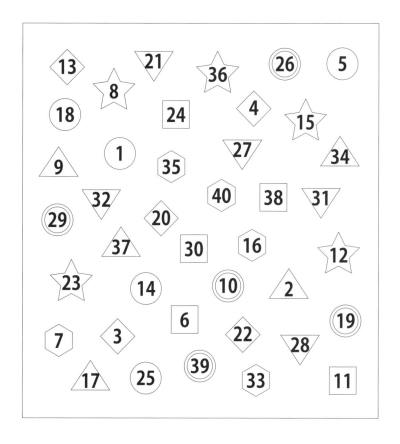

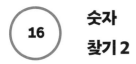

16 숫자 찾기 2

목표 시간 3분

1~50까지의 숫자를 순서대로 찾아 손가락으로 짚는다. 숫자 찾기를 통해 눈을 상하좌우로 움직이는 훈련을 한다.

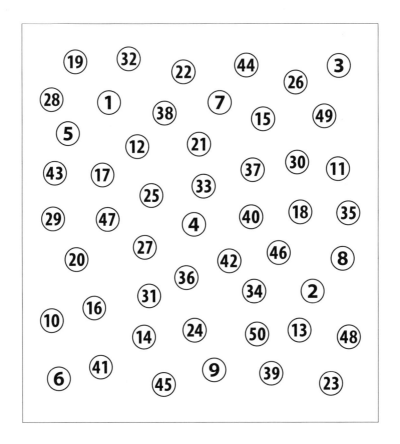

숫자 찾기 3

목표 시간 40초

두 자리 숫자를 왼쪽 위에서 순서대로 눈으로만 좇으면서 '58'이 총 몇 개 있는지 센다.

47 32 28 49 58 19 29 36 58 73 87

85 27 86 58 13 63 96 72 18 58 91

83 48 26 63 58 49 83 21 58 71 11

44 59 38 85 70 57 45 23 11 58 34

55 26 53 81 82 89 85 39 41 29 53

정답은 52쪽에

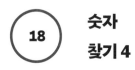

숫자 찾기 4

목표 시간 50초

세 자리 숫자를 왼쪽 위에서 순서대로 눈으로만 좇으면서 '365'가 총 몇 개 있는지 센다.

921	365	893	421	743	365	389	821	447	128
365	158	632	563	389	291	365	452	623	361
278	365	312	358	365	532	452	365	542	289
765	639	365	399	231	586	235	121	365	363
431	109	981	732	199	365	398	321	256	423

정답은 52쪽에

숫자 찾기 5

목표 시간 1분

네 자리 숫자를 왼쪽 위에서 순서대로 눈으로만 좇으면서 '9125'가 총 몇 개 있는지 센다.

9214 3583 5382 2094 9321 2319 8567 9125

9125 1582 4369 1825 9236 8903 7321 1901

5963 7829 4768 2340 8532 1582 7143 3653

8567 2108 9468 9123 5869 9658 2683 3671

4569 9125 3974 6496 9125 2382 9564 5621

뒷장에 계속

7143 3285 9125 4358 7143 7398 9867 9525

9932 1586 2367 9125 8923 9125 9156 1834

1295 3852 4358 7852 4520 2064 9125 2509

5732 1945 1008 3233 9230 3528 4225 9172

8320 9125 2610 9129 3219 2658 6496 8429

정답은 52쪽에

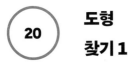

도형 찾기 1

목표 시간 40초

8개 도형 중에서 같은 모양의 도형 한 쌍을 찾는다.

A
○△▽
□◉☆

B
○□☆
△◉▽

C
○▽☆
□◉△

D
○▽△
□◉☆

E
○□☆
△◉▽

F
○▽☆
△◉□

G
○△□
▽◉☆

H
○□☆
▽◉△

정답은 52쪽에

47

도형
찾기 2

목표 시간 40초

8개 도형 중에서 같은 모양의 도형 한 쌍을 찾는다.

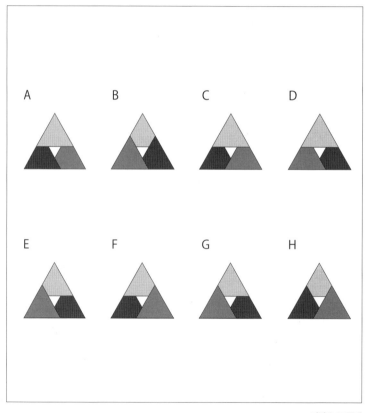

정답은 52쪽에

도형
찾기 3

목표 시간 40초

8개 도형 중에서 같은 모양의 도형 한 쌍을 찾는다.

A   B   C   D

E   F   G   H

정답은 52쪽에

49

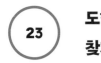

도형
찾기 4

목표 시간 50초

8개 도형 중에서 같은 모양의 도형 한 쌍을 찾는다.

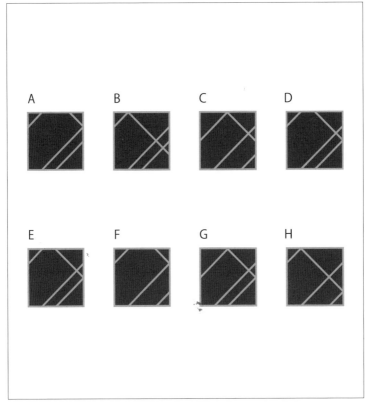

정답은 52쪽에

글자를 조합해서 단어 만들기

목표 시간 단어 1개당 15초

　무작위로 나열된 글자들을 조합해 고양이, 호랑이, 코끼리, 기린 등의 단어를 만들어본다.

고　　가　　　후　　　짐　　　　　오
　　　　　　　양　　　　　루
즈　　　히　　　　호　　랑　　　　뉴
　　　해　　　　　야　우
나　　　　서　　　　　　　　　끼
　　제　　린　　유　서　리
진　　미　　　　징　　기　누　마
이　　　　참　　　　　성　　진
　　　냐　　　　코　　　　　임
　　겨　　다　라
내　　래　　두　안　　싱　　　울

51

정답

- 43쪽 7개
- 44쪽 10개
- 45~46쪽 9개
- 47쪽 B와 E
- 48쪽 E와 G
- 49쪽 A와 D
- 50쪽 D와 E

4DAY

〜〜〜〜〜〜〜〜

홍채근
트레이닝

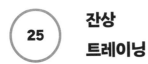

그림의 중심을 20초 정도 응시한다. 그림을 외운다는 생각으로 바라본다. 그다음 눈을 감으면 눈꺼풀에 흑백이 반전된 그림(잔상)이 떠오를 것이다.

더블 잔상
트레이닝

아래의 검정색 원을 30초 정도 응시한 후 바로 다음 쪽의 창문 그림으로 시선을 옮긴다. 그러면 창문 너머 밤하늘에 달이 떠오른 것처럼 보일 것이다.

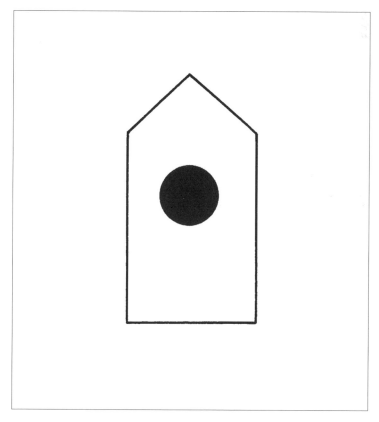

❖ 잔상이 잘 보이지 않을 경우에는 그림을 응시하는 시간을 늘린다.

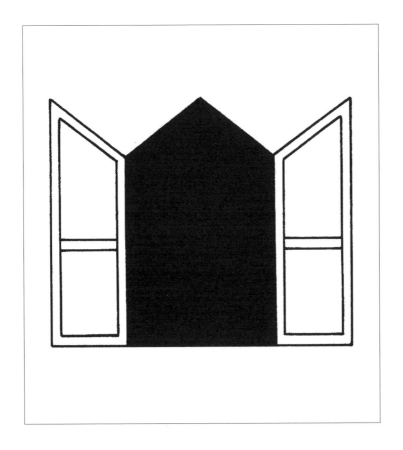

27 명암 트레이닝

스탠드를 이용해 눈으로 들어오는 빛의 양을 조절하는 홍채 근을 단련한다. 이때 자외선을 방출하는 형광등은 눈에 좋지 않으므로 붉은 전구를 사용한다.

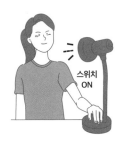

1 스탠드의 스위치에 손을 대고 눈을 감는다. 그대로 스탠드를 켜고 전구에서 나오는 빛을 10초 동안 응시한다. 눈은 절대 뜨지 않는다.

스위치 ON

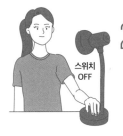

2 스탠드를 끄고 눈을 뜬 뒤 10초 후에 다시 켠다. 스탠드를 켜고 끄는 것을 1세트로 하여 매일 3번 정도 한다.

스위치 OFF

스탠드가 없을 경우에는 화창한 날 태양빛을 이용해도 좋다.

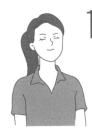

1 밖으로 나가 눈을 감은 채 태양빛을 쬐면서 숫자 10까지 센다. 태양빛을 절대 직접 보지 않도록 한다.

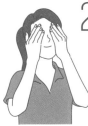

2 눈을 감고 손으로 눈을 가려 빛을 완전히 차단하고 숫자 10까지 센다. ①과 ②를 1세트로 하여 매일 3번 정도 한다.

5DAY

두뇌
트레이닝

28

빠르게
손 위치 바꾸기

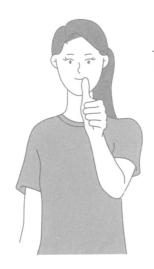

1 얼굴 정면에서 30cm 정도 떨어진 지점에 엄지
를 세우고 손끝을 응시한다.

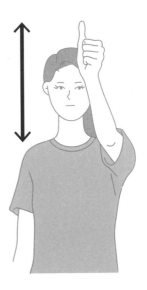

2 눈으로만 손끝을 좇으면서 60초 동안 손을 위아
래로 빠르게 움직인다. 이때 얼굴이 움직이지 않
도록 주의한다.

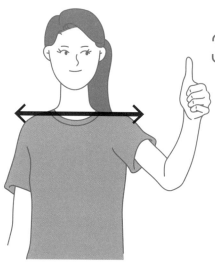

3 눈으로만 손끝을 좇으면서 60초
동안 손을 좌우로 빠르게 움직인다.

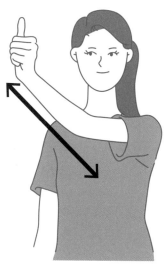

4 눈으로만 손끝을 좇으면서 60초 동안 손을
대각선 방향으로 빠르게 움직인다. 반대쪽
대각선 방향도 같은 방법으로 실시한다. 처
음에는 천천히 움직이다가 익숙해지면 점차
빠르게 움직인다. ①~④를 1세트로 하여 매
일 1번 정도 한다.

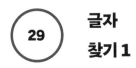

글자 찾기 1

목표 시간 20초

되도록 빨리 '이'를 모두 찾아 동그라미로 표시한다.

히	코	노	이	와
우	키	쯔	테	모
이	사	마	리	이
아	하	에	응	찌
니	이	오	헤	후
가	시	미	이	야

정답은 71쪽에

글자 찾기 2

목표 시간 30초

되도록 빨리 '△'과 '☆'을 모두 찾아 동그라미로 표시한다.
이때 '△'과 '☆'을 따로따로 찾지 말고 동시에 찾도록 한다.

정답은 71쪽에

62

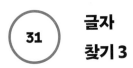

31 글자 찾기 3

목표 시간 30초

'가'를 모두 찾아 동그라미로 표시하고 '하'를 모두 찾아 세모로 표시한다. '가'와 '하'를 따로따로 찾지 말고 동시에 찾도록 한다.

미	헤	오	가	우
가	스	테	찌	이
오	하	미	마	라
찌	야	하	가	쿠
와	마	키	모	헤
스	하	모	에	가

정답은 71쪽에

32 글자 찾기 4

목표 시간 40초

'扌(손 수)'변이 붙은 한자를 모두 찾아 동그라미로 표시하고 '𥫗(대 죽 머리)'변이 붙은 한자를 모두 찾아 세모로 표시한다. 두 한자를 동시에 찾도록 한다.

草	鍋	紙	捉	済
笠	押	料	恋	算
虹	憮	誌	捕	盛
守	味	笛	則	塩
海	道	皮	芸	崎
指	落	第	筑	浪

정답은 71쪽에

글자 찾기 5

목표 시간 50초

글자를 오른쪽으로 90도 회전시킨 상태에서 되도록 빨리 '아'를 모두 찾아 동그라미로 표시한다.

ᅡ	ᅦ	ᅱ	ᆯ	ᅮ	ᄌ
어	허	어	를	가	ᅡ
성	쿠	워	무	라	ᅴ
수	므	어	모	어	요
쪄	어	사	샤	키	ᅵ

정답은 71쪽에

34 글자 찾기 6

목표 시간 50초

한자를 오른쪽으로 90도 회전시킨 상태에서 되도록 빨리 '言(말씀 언)' 변이 붙은 한자를 모두 찾아 동그라미로 표시한다.

伴	彼	詩	桂	郡	積
社	權	像	湘	株	新
計	版	陣	服	汁	說
勝	際	動	根	報	明
線	設	託	轉	坊	遲

정답은 71쪽에

순간 기억력 테스트

35

제한 시간 각각 5초씩

첫째 줄부터 한 줄씩 5초 동안 응시한 후 다음 쪽의 빈칸에 기억한 숫자를 적는다. 숫자를 올바르게 적었다면 다음 줄로 넘어간다. 기억한 숫자의 자릿수가 늘어날수록 기억력이 향상될 것이다.

세 자리 ①	3 1 5
세 자리 ②	7 2 8
네 자리 ①	5 7 2 0
네 자리 ②	4 1 6 3
다섯 자리 ①	6 5 0 8 3
다섯 자리 ②	7 9 1 3 7
여섯 자리 ①	3 1 8 4 6 9
여섯 자리 ②	5 9 3 7 0 2
일곱 자리	9 3 8 5 2 4 7
여덟 자리	4 9 2 3 1 8 2 6

앞에서 본 숫자를 떠올리고 순서대로 적는다.

세 자리 ①	
세 자리 ②	
네 자리 ①	
네 자리 ②	
다섯 자리 ①	
다섯 자리 ②	
여섯 자리 ①	
여섯 자리 ②	
일곱 자리	
여덟 자리	

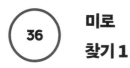

미로
찾기 1

목표 시간 30초

'시작'에서 '끝'까지 눈으로만 선을 따라간다. 위아래 어느 쪽에서 시작해도 상관없다. 가능한 한 목표 시간 안에 도달하도록 한다.

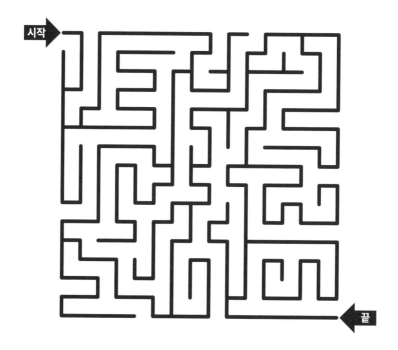

정답은 71쪽에

미로
찾기 2

목표 시간 40초

　'시작'에서 '끝'까지 눈으로만 선을 따라간다. 위아래 어느 쪽에서 시작해도 상관없다. 가능한 한 목표 시간 안에 도달하도록 한다.

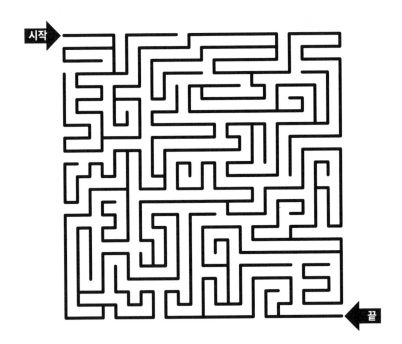

정답은 71쪽에

- 61쪽 5개, 62쪽 '△' 3개, '☆' 4개
- 63쪽 '가' 4개, '하' 3개
- 64쪽 '扌(손 수)' 4개, '竹(대 죽 머리)' 5개
- 65쪽 5개, 66쪽 5개
- 69쪽

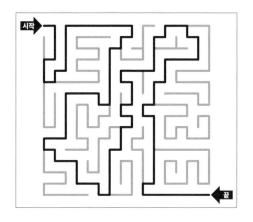

- 70쪽

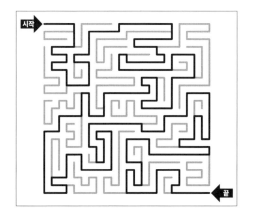

시력은 얼마든지 다시 좋아질 수 있다

01 눈은 건강 상태를 반영하는 거울이다

'눈은 입만큼 말을 한다'는 말이 있듯 눈은 마음의 상태를 그대로 반영하는 기관이다. 예를 들면 의욕이 있을 때는 눈이 반짝거리고 반대로 의욕이 없을 때는 눈에 힘이 없다. 마음이 불안할 때는 시선도 불안정하며 정신적인 동요가 일어날 때 눈동자가 흔들리는 것도 그 일례다.

눈은 신체의 건강 상태도 반영한다. 몸에는 이상이 없으나 눈만 안 좋다는 환자들을 종종 만나곤 하는데, 내가 경험한 바로는 몸은 건강한데 눈만 건강하지 않은 사람은 없다. 눈에 문제가 생겼다는 것은 자각 증상만 없을 뿐이지 언제 병에 걸려도 이상하지 않은 상태라는 의미다. 다시 말해서 눈 건강을 지키기 위해서는 몸부터 건강해야 한다.

이 책에서는 시력 회복 효과를 높이는 스트레칭과 마사지 그리고 눈의 노화를 예방하는 식사법도 함께 소개하니 매일 꾸준히 실천해보자. 그러면 눈의 혈액 순환이 좋아지고 다른 질병까지 예방할 수 있을 것이다.

먼저 6쪽의 '기본 시력 검사표'와 7쪽의 '난시 검사표'를 이용해 시력과 난시의 정도를 측정해본다. 5일 후 모든 트레이닝이 끝나면 다시 한번 시력을 측정해보자. 사람마다 차이는 있겠지만 시력이 향상되어 있을 것이다.

나쁜 피가
나쁜 눈을 만든다

■ 잘못된 생활습관이 혈액을 끈적끈적하게 만든다

당뇨병, 뇌졸중과 같은 질환을 생활습관병이라고 하는데 잘못된 생활습관은 단순히 내장기관에만 영향을 미치는 것이 아니다. 당뇨병의 합병증인 당뇨망막병증은 물론이고 수정체가 뿌옇게 흐려져서 시력이 떨어지는 백내장, 높아진 안압이 시신경을 압박해 시야가 좁아지는 녹내장 등의 질환도 대부분 잘못된 습관에서 비롯된다.

잘못된 생활습관은 피를 끈적끈적하게 만들어 혈액 순환을 악화시키며, 더구나 온몸의 세포에 산소와 영양소를 공급하는 혈액은 눈에도 흐르고 있다. 예컨대 달고 기름진 음식을 과다하게 먹으면 혈액 속 지방이 증가해 피가 끈적끈적해지고 혈액 순환이 나빠진다. 그렇게 되면 세포 구석구석까지 산소와 영양소가 잘 전달되지 못한다. 특히 눈은 모세혈관이 많아서 혈관이 막히거나 손상될 확률까지 높다.

그리고 끈적끈적한 혈액을 만드는 요인 중 하나가 활성산소다. 활성산소가 만들어지는 원인은 다양하다. 스트레스, 수면 부족, 흡연, 과식, 과격한 운동은 물론 컴퓨터나 텔레비전 등에서 나오는 전자파 등에 의해서도 발생한다. 활성산소의 원래 역할은 체내에 들어온 세균을 퇴치하는 것인데 오히려 지나치게 많은 양이 발생하면 역으로 세포를 공격하고 노화를 촉진시킨다.

눈이 침침해지고 물체가 흐릿하게 보이는 노안 또한 활성산소로 인해 생기는 증상으로 생활습관병의 전조이기도 하다. 참고로 백내장, 녹내장, 당뇨망막병증, 비문증, 포도막염, 각종 각막 질환, 병적 근시, 노인성 황반병성 등의 질환이 있는 경우는 PART1의 내용 중 1DAY의 기본 운동을 하지 않는 것이 좋다. 무리하게 눈을 자극하면 병을 악화시킬 수 있기 때문이다. 위와 같은 질병이 있는 사람은 반드시 안과 전문의를 찾아가 적절한 치료를 받도록 한다.

03 눈의 구조 파악하기

딱히 병이 있는 것도 아닌데 시력이 저하되고 눈에 이상이 생긴다면 생활습관을 개선하고 꾸준히 아이 스트레칭을 해보자. 지속적으로 한다면 분명 증상이 많이 호전될 것이다.

이제 눈의 구조에 대해 알아보자. 다음 쪽의 그림을 보면 알 수 있듯 눈은 매우 복잡하고 정교한 기관이다. 안구의 대부분을 차지하는 유리체는 무색의 투명한 빛의 통로로 망막을 보호하는 쿠션 역할을 한다. 유리체와 마찬가지로 투명한 색의 수정체는 카메라로 말하면 렌즈와 같은 역할을 한다. 섬모체근은 수정체의 두께를 조절해 원근의 균형을 잡아준다. 수축하고 이완하면서 눈의 초점을 맞춰주는 이 근육이 약해지면 초점 조절 능력이 떨어져 물체가 흐릿하게 보인다. 그 옆의 홍채근은 카메라의 조리개에 해당하며 동공의 크기를 조절해 눈으로 들어오는 빛의 양을 조절한다. 홍채근이 약해지면 명암 구분에 어려움이 생겨 눈이 어둠에 익숙해질 때까지 제법 시간이 걸리거나 물체가 잘 보이지 않게 된다.

그리고 다음의 외안근 그림을 보면 상하좌우에서 6개의 근

눈의 구조

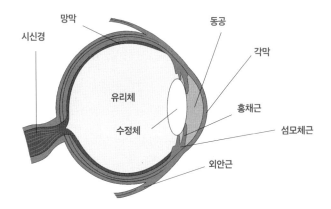

망막
시신경
동공
각막
유리체
수정체
홍채근
섬모체근
외안근

외안근

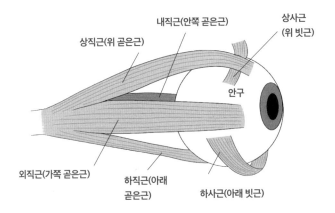

내직근(안쪽 곧은근)
상사근
(위 빗근)
상직근(위 곧은근)
안구
외직근(가쪽 곧은근)
하직근(아래
곧은근)
하사근(아래 빗근)

육이 안구를 지탱하고 있다는 것을 알 수 있다. 이 근육들을 총칭해서 '외안근'이라고 한다. 외안근이 약해지면 글자를 읽는 데 시간이 오래 걸리거나 잘못 읽게 되곤 한다.

눈의 구조를 파악했으니 본격적으로 섬모체근, 홍채근, 외안근 등의 근육을 단련해 시력 저하와 눈의 피로를 개선해보자.

'멀리 보기'와 '가까이 보기'를 반복하라

04

■ **컴퓨터로 인한 섬모체근의 노화가 가속화되고 있다**

섬모체근은 물체를 볼 때 초점을 조절해주는 기능을 담당한다. 이는 카메라의 자동 초점 기능을 생각하면 이해하기 쉽다. 카메라 렌즈 역할을 하는 수정체는 섬모체근에서 뻗어 나온 섬모체 소대라는 섬유 다발에 의해 지탱된다. 가까운 곳을 볼 때는 섬모체근이 수축해 수정체를 두껍게 만들고 먼 곳을 볼 때는 섬모체근이 이완되면서 수정체를 얇게 만들어 초점을 맞춘다. 멀리 있는 물체에서 가까이 있는 물체로 시선을 급하게 돌려도 물체가 선명하게 보이는 이유는 섬모체근이 유연하기 때문이다.

반대로 섬모체근이 약해지면 가까이 있는 물체뿐만 아니라 멀리 있는 물체도 잘 보이지 않는다. 특히 나이가 들면서 노안 증상이 나타나면 신문과 책 그리고 스마트폰 화면 안의 작은 글자들이 잘 보이지 않게 된다. 그런데 요즘은 젊은 사람들 중에도 노안을 교정하기 위해 돋보기를 착용하는 이가 적지 않다. 컴퓨터와 스마트폰이 널리 보급되면서 근거리 작업이 많아지고 먼

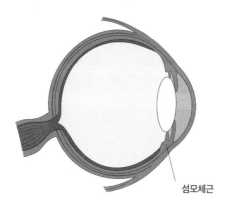

섬모체근

곳을 응시할 기회가 적어져 섬모체근의 노화가 가속화되었기 때문이다. 이제 노안은 더 이상 노인들의 전유물이 아니다.

■ 스트레칭을 매일 꾸준히 하면 나타나는 효과

컴퓨터와 스마트폰을 지나치게 사용함으로써 생기는 섬모체근의 노화는 생활습관병 중의 하나라고 할 수 있다. 그러나 당뇨병이나 고혈압이 올바른 식습관과 적당한 운동으로 개선될 수 있는 것처럼 섬모체근의 노화 역시 아이 스트레칭으로 회복될 수 있다. 스트레칭의 목적은 약해진 섬모체근을 단련해 초점 조절 능력을 기르는 것이다. 이를 꾸준히 하다 보면 초점 조절 능력이 다시 좋아지는 것을 실감할 수 있다.

앞에서 나온 '손가락을 이용한 원근 트레이닝(33쪽)'과 '볼펜을 이용한 원근 트레이닝(34쪽)'은 먼 곳과 가까운 곳을 교대로 보는 훈련으로 피로로 인해 경직된 섬모체근을 풀어주고 초점 조절 능력을 회복시켜준다. '기본 원근 트레이닝(32쪽)'은 먼 곳의 한 점을 집중해서 보는 훈련으로 마찬가지로 섬모체근을 단련시켜준다. '책을 이용한 원근 트레이닝(35쪽)'은 책이나 신문에서 글자 하나를 골라 응시한 후 눈을 감은 상태에서 또다시 글자에 초점을 맞추는 훈련이다. 눈을 감으면 섬모체근이 이완되기 때문에 눈을 오래 감을수록 효과가 높아진다. 또한 '초점 조절 카드를 이용한 원근 트레이닝(36쪽)'은 노안 예방에 효과적이다.

뇌는 큰 것은 가까이 있고 작은 것을 멀리 있다고 착각하는 편인데 이런 특징을 활용해 '자음과 모음 순서대로 찾기(37쪽)'를 고안했다. 크고 작은 글자를 이용해 원근을 조절하면서 시선을 상하좌우로 움직일 수 있다.

단, 운동을 한다고 해서 백내장과 같은 질병이 바로 낫는 것은 아니니 눈에 이상이 있는 경우는 반드시 안과 전문의에게 진료를 받도록 한다.

05

눈 근육을 단련하면
시력이 올라간다

　시력을 회복하려면 안구를 지탱하는 눈 주변 근육부터 강화
해야 한다. 구체적으로 말하자면 상사근, 상직근, 내직근, 하사
근, 외직근, 하직근, 총 6개 외안근의 단련이 필요하다.

　대부분의 현대인은 컴퓨터나 스마트폰 화면을 '가까이'에서

외안근

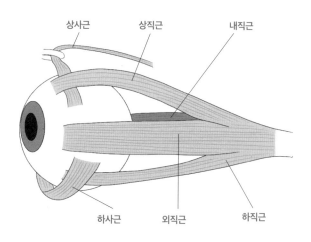

상사근　　　상직근　　　　내직근

하사근　　　외직근　　　　하직근

오랫동안 볼 때가 많아 외안근이 약해지기 쉽다. 그런데 외안근 기능에 문제가 생기면 근시, 원시, 난시와 같은 굴절 이상이 발생한다. 혹은 6개 외안근 가운데 하나의 근육이 지나치게 강해도 굴절 이상이 발생하므로 모든 외안근을 균형 있게 강화시키는 것이 가장 중요하다.

그렇다면 외안근은 어떻게 단련하면 될까? 눈을 상하좌우로 리듬감 있게 움직이는 트레이닝을 하면 된다. '뚜껑 떨어뜨리기(40쪽)'는 얼굴은 정면을 향한 채 눈으로만 과녁의 위치를 파악하는 트레이닝으로 외안근을 단련시켜준다. '숫자 찾기(41~45쪽)', '도형 찾기(47~50쪽)', '글자를 조합해서 단어 만들기(51쪽)' 역시 얼굴은 정면을 향한 채 눈으로만 숫자, 도형, 단어 등을 찾는 훈련으로 상하좌우로 눈을 움직이다 보면 근육을 균형 있게 단련할 수 있다. 앞쪽의 '지그재그 선 트레이닝(8쪽)', '나선 트레이닝(9쪽)' 모두 마찬가지다.

06 왜 나이가 들면 어두운 곳에 갔을 때 눈이 침침할까

홍채근이란 동공 주위에 있는 갈색 부분을 말한다. 아시아인의 눈이 갈색인 이유는 홍채근에 흑색 내지는 갈색 색소인 멜라닌이 다량 함유되어 있기 때문이다. 백인은 멜라닌 색소가 적어 파란색의 눈을 가진 사람이 많다.

홍채근은 명암을 감지해 동공을 확장시키거나 축소시켜 눈으로 들어오는 빛의 양을 조절한다. 거울로 자신의 눈을 들여다보면 밝은 곳에서는 동공이 작아지고 반대로 어두운 곳에서는 동공이 커진다는 것을 알 수 있다. 동공의 크기를 조절하는 홍채근은 카메라로 말하면 조리개에 해당한다.

안타깝게도 나이가 들면 홍채근의 기능이 점차 떨어져 물체가 잘 보이지 않게 된다. 예를 들면 터널과 같은 어두운 공간에 들어갔을 때 처음에는 주위가 잘 식별이 되지 않다가도 어둠에 적응되면 점차 보이게 되는데, 이는 홍채근이 동공을 넓혀 눈으로 들어오는 빛의 양을 늘려주기 때문이다. 그런데 홍채근이 약해지면 눈으로 들어오는 빛의 양을 조절하지 못해 어두운 곳에서 물체가 잘 보이지 않게 된다. 어두운 곳에서 밝

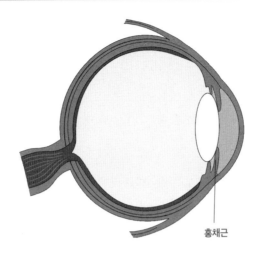

홍채근

은 곳으로 나오면 눈이 부셔서 금방 잘 보이지 않는 것도 이에
해당된다. 53~57쪽에 홍채근을 단련할 수 있는 트레이닝을 소
개했으니 참고하기 바란다.

07 사실 우리는 '뇌'로 보고 있다

'본다'는 것은 눈으로 들어온 시각 정보가 시신경을 통해 뇌에 전달되고, 뇌는 전달받은 정보를 처리한 다음 다시 눈에 전달하는 일련의 과정을 말한다. 즉, 우리는 사물을 눈으로만 보는 것이 아니라 '뇌'로도 본다. 눈으로 들어온 시각 정보를 뇌가 해석하고 그 결과로 사물을 인식하게 되는 것이다. 이 과정에서 뇌가 불필요한 정보는 삭제하고 필요한 정보는 정리하여 저장 공간을 늘린다.

예를 들어 급성 알코올 중독에 빠지면 시야가 흐려지거나 물체가 뚜렷하게 보이지 않는 증상이 나타날 수 있는데 이는 신경독인 알코올로 인해 뇌가 마비되었기 때문이다. 이처럼 눈과 뇌는 서로 밀접하게 연결되어 있다. 눈 주위 근육(외안근)과 뇌는 시신경으로 이어져 있다. 가느다란 시신경이 뇌 속에 그물처럼 뻗어 있어 눈의 움직임을 미세하게 조정하는 것이다. 뇌 손상 위치에 따라 시야결손 방향이 달라지는 것도 이 때문이다. 이를테면 오른쪽 뇌가 손상될 경우 양쪽 눈 좌측에 시야결손이 나타난다.

그러므로 시력을 회복하고 싶다면 뇌부터 단련해야 한다. 먼저 '빠르게 손 위치 바꾸기(59쪽)' 트레이닝으로 움직이는 물체를 빠르게 인지하는 능력, 즉 동체 시력을 단련해 뇌를 자극하면 좋다. 그다음에는 '글자 찾기(61~66쪽)', '순간 기억력 테스트(67쪽)', '미로 찾기(69~70쪽)', 앞쪽의 '눈으로 그림 그리기(10쪽)'로 눈을 움직이며 뇌를 자극해 두뇌 능력과 시력을 향상시켜보자.

08 물체가 눈에 보이는 원리

우리가 눈으로 물체를 보는 과정은 다음과 같다. 동공을 통해 들어온 빛이 초점을 조절하는 수정체를 지나면서 굴절되고, 투명한 젤 형태의 유리체를 통과해 망막의 황반에 초점을 맺으며, 망막에 의해 전기 신호로 전환된 뒤 시신경을 통해 뇌로 전달되어 상으로 인식된다.

눈의 구조는 카메라의 구조와 비슷하다고 생각하면 된다. 각막은 렌즈 필터, 홍채는 조리개, 수정체는 렌즈, 유리체는 카메라 몸체인 어둠 상자, 망막은 필름에 해당하는 역할을 한다.

눈의 구조

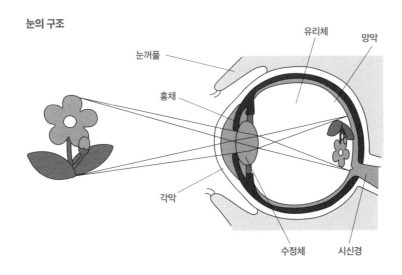

눈꺼풀

유리체

망막

홍채

각막

수정체

시신경

카메라의 구조

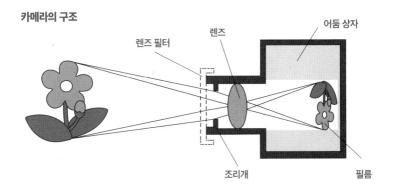

렌즈 필터

렌즈

어둠 상자

조리개

필름

눈 질환
자가 진단법

대표적인 눈 질환의 자각 증상과 관련된 질병을 아래 표에 정리했다. 혹 이상이 있다면 즉시 안과 전문의에게 진료를 받도록 한다.

대표적인 자각 증상과 관련된 질병

자각 증상	보이는 이미지	관련된 질병
근시 (멀리 있는 물체가 안 보인다)		굴절 이상
원시 (가까이 있는 물체가 안 보인다)		굴절 이상

난시 (거리 상관없이 모두 흐릿하게 보인다)		굴절 이상
눈이 침침하고 시야가 흐릿한 증상		각막 질환, 맥맥락막증, 눈물층 이상
물체가 비뚤어져 보이고 중심부가 잘 보이지 않는 증상		노인성 황반변성, 중심성 망막염, 망막박리, 황반부 망막전막 등
시야 결손		망막박리, 망막정맥폐쇄 증, 녹내장, 뇌경색이나 뇌종양 등의 뇌 질환
눈앞에서 빛이 번쩍하 면서 시야의 일부분이 보이지 않는 증상		섬광맹점, 뇌 혈액 순환 장애 등

검은 점이나 물체가 보이는 증상		비문증, 망막박리의 전조 증상
복시 (물체가 겹쳐서 보인다)		안근마비, 한쪽 눈만 복시인 경우는 각막이나 수정체 이상(백내장)
건강한 눈으로 본 그림		

PART 2

식사

식사량을 줄이면
시력이 올라간다

가장 최악의 식사,
하루 3끼

병의 90%는 소식을 하면 낫는다

눈의 노화로 인해 발생하는 백내장, 녹내장, 황반변성과 같은 질환은 생활습관을 바꾸고 소식을 하면 누구나 스스로 고칠 수 있다. 여기서는 주로 소식에 대해서 다루니 생활습관에 대한 자세한 설명은 PART3를 참고하길 바란다.

눈 건강과 소식이 무슨 관련이 있을까 의아해하는 사람도 있겠지만 사실 이 둘은 서로 매우 관련이 깊다. 성공적인 예시를 소개하자면, 소식을 한 어느 70대 여성은 백내장의 진행이 멈추었고 70대 남성의 경우는 당뇨병으로 인한 안저출혈이 개선되었다. 이런 사례는 결코 드물지 않다.

소식이 눈에 좋은 이유는 바로 '혈액 청소'에 있다. 혈액은 우리 몸 곳곳에 산소와 영양소를 공급하고 독소와 노폐물을 수거하는 역할을 한다. 그런데 잘못된 식습관으로 인해 혈액이 끈적끈적해지면 제 기능을 다하지 못해 뇌졸중이나 암과 같은 병이 생기는 것이다.

피는 눈을 비롯한 온몸을 순환한다. 혈액이 끈끈해져서 흐름이 정체되면 눈에도 나쁜 영향을 미쳐 질병을 일으킨다. 결국 눈 질환을 고치는 최선의 방법은 피부터 깨끗하게 만드는 것이다.

■   **입이 아닌 몸이 행복한 식사를 하라**

혈액을 정화하려면 현미와 채식을 기본으로 한 1일 2식의 소식이 가장 좋다. 소식의 효능에 대해서는 104쪽에서 구체적으로 언급하고 여기서는 식사량을 쉽게 줄일 수 있는 방법을 소개하겠다. 1일 3식에서 1일 2식으로 갑자기 바꾸기는 현실적으로 어려우므로 다음과 같이 3단계로 나눠서 실천해보자. 제일 먼저 간식과 야식을 끊고 그다음에는 조금 모자란 듯 먹는다. 여기까지 익숙해지면 아침을 거르는 1일 2식을 시작한다. 102쪽에서 자세히 소개하겠지만 아침에는 식사 대신 채소를 갈아 만든 녹즙을 마시면 좋다.

1일 3식을 2식으로 바꾸는 3단계 방법

1단계		2단계		3단계
간식과 야식을 끊는다.	⇨	조금 모자란 듯 먹는다.	⇨	아침을 거르는 1일 2식을 실천한다.

덧붙여 소식을 한다고 무작정 식사량을 줄이면 오히려 역효과가 나므로 영양의 균형을 생각하면서 다음과 같은 질 좋은 식품을 선택하도록 한다.

❶ 도정하지 않은 곡류를 주식으로 섭취한다

쌀눈과 쌀겨가 제거되지 않은 곡류를 먹는다. 쌀눈과 쌀겨에 함유된 비타민, 철분, 식이섬유 등의 영양소는 혈액을 맑고 깨끗하게 만들어준다.

❷ 채소, 해조류, 어패류를 부식으로 섭취한다

눈은 우리 몸에서 가장 많은 영양소를 소비하는 기관이다. 눈에 필요한 각종 비타민과 미네랄을 채소, 해조류, 어패류 등을 통해 섭취한다. 혈액을 끈적끈적하게 만드는 육류보다는 생선이나 두부로 단백질을 보충하자.

❸ 달고 기름진 음식은 피한다

혈액을 끈끈하게 만드는 달고 기름진 음식은 눈을 비롯해 전신 건강을 해치는 최대의 적이다. 그렇다고는 해도 음식에서 단맛을 빼면 먹는 즐거움이 사라진다. 단맛을 첨가하고 싶을 때는 볶은 양파나 맛술을 요리에 넣어보자. 가공식품에도 설탕이 많이 함유되어 있으므로 섭취 시 주의해야 한다. 꼭 먹어야 하는 식품과 피해야 할 식품을 아래의 표에 나열했으니 참고하자.

눈에 좋은 식품을 선택하는 법

매일 먹어도 좋은 주식	현미, 발아현미, 배아현미, 잡곡류, 도정하지 않은 메밀, 통밀 빵, 통밀면 등
매일 먹어도 좋은 부식	유기농 채소, 해조류, 두부류, 어패류(흰살 생선, 멸치, 정어리, 고등어 등), 정수물, 약초차(감잎차처럼 비타민C가 풍부하고 카페인이 없는 차) 등
되도록 적게 먹어야 하는 식품	각종 계절 과일, 천연 벌꿀, 기름(참기름, 아마인유, 올리브유) 등
절대 먹으면 안 되는 식품	백미, 정제 밀가루로 만든 빵, 정제 밀가루로 만든 면, 육류, 햄, 소시지, 어묵류, 튀김, 백설탕, 화학조미료, 커피, 홍차, 주스, 과자류, 술 등

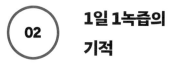

1일 1녹즙의
기적

■　　　　　　　　　　　**아침밥은 그린 주스로 대체하자**

　나는 1일 2식을 시작하려는 사람들에게 아침 식사 대신 녹즙을 마시라고 권한다. 섭취량은 개인의 기호에 따라 180~360ml 사이에서 적절히 조절하면 된다.

　눈에 좋은 녹즙이란 계절에 상관없이 언제든 구입할 수 있는 소송채(시금치, 케일, 셀러리 등으로 대체해도 좋다)에 2~3종류의 제철 채소를 섞어 만든 음료를 말한다. 제철 채소에는 우리 몸에 필요한 영양소가 많이 함유되어 있으니 레시피를 참고해 좋아하는 재료로 녹즙을 만들어보자. 직접 만들 시간이 없는 사람은 시판 녹즙을 마셔도 된다.

　녹즙의 장점은 두 가지다. 하나는 혈액을 끈적끈적하게 만드는 활성산소를 제거하는 항산화제인 비타민C와 아연, 철분 등의 미네랄을 동시에 섭취할 수 있다는 점이고, 다른 하나는 식이섬유까지 풍부하다는 것이다. 몸에 쌓인 독소의 75퍼센트가 배변을 통해 배출되는데 이때 식이섬유가 가득한 녹즙이 변비 개선에 큰 도움이 된다. 변비가 해소되면 자연스럽게 혈액 순환도 원활해진다.

아침보다 저녁을 굶는 게 몸에 좋다고 생각하는 사람도 있겠지만 아침을 굶어야 하는 데는 그만한 이유가 있다.

■ 기상하자마자 수분을 섭취할 것

오전 4시부터 정오까지는 우리 몸이 독소를 배출하는 시간이고, 정오부터 오후 8시까지는 영양소를 흡수하는 시간이며, 오후 8시부터 다음 날 오전 4시까지는 세포를 재생하는 시간이다. 다시 말해 아침은 대변과 소변을 통해 독소를 제거하는 시간대라는 뜻이다. 그렇다고 아무것도 먹지 말라는 뜻은 아니다. 소변을 통해 독소를 배출하려면 최소한 물, 액체류만큼은 충분히 마셔야 한다.

녹즙 기본 레시피

① 소송채와 2~3종류의 제철 채소를 사용한다.

② 당분이 많은 과일은 피한다.

③ 단맛을 첨가하고 싶다면 레몬즙이나 사과를 조금 넣는다.

④ 산화를 막기 위해 만든 즉시 마신다.

⑤ 믹서보다는 영양소 파괴가 적은 저속 회전 방식의 녹즙기를 사용하면 더 좋다.

녹즙 활용 레시피 1

활성산소를 줄여주는
브로콜리 그린 주스

▶ 아침 메뉴로 추천!

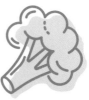

재료 (200ml 기준)

소송채 100g, 브로콜리 100g, 콜리플라워 100g, 레몬즙(또는 곱게 간 사과) 1큰술

만드는 법

❶ 소송채, 브로콜리, 콜리플라워를 적당한 크기로 자른다.

❷ 자른 채소를 믹서 또는 녹즙기에 넣고 레몬즙이나 곱게 간 사과를 첨가한다.

❖ 와파린Warfarin(항응고제의 일종)을 복용하는 사람은 비타민K가 약효를 떨어뜨릴 수 있으므로 전문의와 상담한 후 녹즙을 마시도록 한다.

녹즙 활용 레시피 2

비타민C가 풍부한
셀러리 그린 주스

아침 메뉴로 추천!

재료 (200ml 기준)

사과 1/4개(50g), 소송채 1포기(30g), 셀러리 20g, 물 50ml, 레몬
즙 1/2개분

만드는 법

❶ 사과는 깨끗이 씻어 씨를 제거하고 소송채는 뿌리 부분을
자른다.

❷ ❶과 셀러리를 큼직하게 썬 후 레몬즙, 물과 함께 녹즙기로
간다.

❖ 기호에 따라 꿀을 넣어도 좋다.

안구 질환, 나이 핑계 대지 마라

03

■ 항상 모자란 듯 먹어라

『주역』에서 인간이 식량의 6할만 먹으면 하늘이 준 수명까지 살 수 있다고 했듯 무병장수의 비결은 소식에 있다. 다음에 나오는 안저 사진을 보면 식생활을 1일 2식으로 바꾸자 노인성 황반변성으로 인한 시력 저하가 회복된 것을 확인할 수 있다. 이 환자 외에도 소식을 실천하자 안압이 내려갔다거나 백내장으로 뿌옇던 시야가 밝아졌다는 사람이 실제로 많다. 또한 적게 먹으면 눈 건강을 지키는 것은 물론이고 다른 질병도 예방할 수 있다.

그렇다면 소식은 왜 눈 건강에 좋을까? 백내장, 녹내장, 황반변성과 같은 노인성 눈 질환은 주로 비만으로 인해 혈액 속 지방 성분이 과다하게 증가하는 이상지질혈증이나 혈당이 높은 상태가 지속되는 당뇨병과 같은 생활습관병으로 인해 발생하기 때문이다. 바꿔 말하면 눈에 이상이 생겼다는 것은 혈액이 끈적끈적해져서 순환이 원활하지 않은 상태라는 뜻이다. 눈 질환을 개선하기 위해서는 생활습관을 바꿔 피부터 깨끗하게 만들어야 한다. 특히 중요한 것이 식습관 개선이다.

먼저 소식을 하면 변비가 해소된다. 혈액을 깨끗하게 만드는데 있어 최대의 적은 변비다. 변비가 지속되면 몸에 독소가 쌓여 피가 끈적끈적해진다. 원인은 다양하지만 가장 큰 원인은 과식이며, 이러한 습관을 버리고 소식을 하면 배변 활동이 원활해진다.

공복 상태가 지속되면 장의 연동 운동을 촉진하는 호르몬 모틸린Motilin이 분비된다. 그런데 과식을 하거나 간식을 먹어 배가 부른 상태가 이어지면 모틸린이 분비되지 않고 따라서 장운동이 둔해져 변비가 발생하는 것이다. 앞으로 일정 시간 동안 공복 상태를 유지하기 위해서 조금 모자란 듯 먹는 습관을 들이도록 한다.

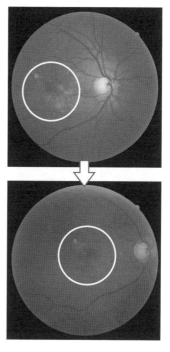

▶ 소식으로 노인성 황반변성이 개선된 환자의 눈. 생활습관을 바꾸기 전에는 삼출물이라고 부르는 노란색의 액체 성분이 보였으나, 소식과 운동을 꾸준히 실천하자 1년 반 만에 삼출물이 사라졌다.

내 눈이 원하는 식사는 따로 있다

사람마다 소식의 양이 제각각 다르지만, 이 책에서 말하는 소식은 식사 후에 바로 달릴 수 있을 정도의 양이나 산에 오르기 전에 가볍게 먹는 수준을 기준으로 한다. 문제는 소식하라고 하면 무작정 먹는 양만 줄이는 사람들이 있는데 절대 그렇게 해서는 안 된다. 영양을 균형 있게 섭취하지 않으면 건강을 해칠 수 있다.

다음의 이미지는 이상적인 영양소 섭취 비율을 나타낸 것이다. 먼저 주식과 부식은 5대 5의 비율로 섭취한다. 국 또는 반찬인 부식은 각각 채소, 생선 등의 동물성 단백질, 두부 등의 식물성 단백질을 3대 1대 1의 비율로 나눠 섭취하고, 기름지고 당분이 많은 음식과 육류는 가급적 피하는 것이 좋다.

영양의 균형은 물론 식사의 질도 중요하다. 내가 추천하는 식사법은 현미밥에 채소 반찬을 곁들여 먹는 것이다. 현미에는 백미의 4배나 되는 식이섬유가 함유되어 있어 변비에 효과적이다. 다음 장부터는 구체적인 레시피를 소개하니 식재료의 분량을 적절히 조절해서 활용해보자.

주식의 양은 150g 기준으로, 주식과 부식을 5대 5의 비율로 섭취한다. 이때 부식은 채소, 동물성 단백질, 식물성 단백질을 3대 1대 1의 비율로 섭취한다. 이 내용을 참고하되 자신의 활동량에 맞춰 먹는 양을 조절한다.

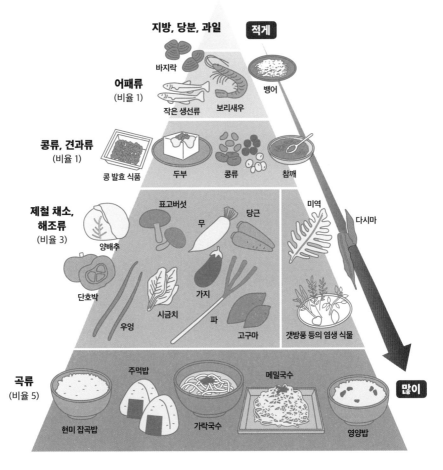

추천식단: 현미밥 + 건더기가 많은 된장국 + 삶은 채소, 생 채소 + 해조류 + 두부, 콩 발효 식품 + 어패류

1일차

단백질 섭취를 위한
현미밥과 대구찜 식사

조리 포인트! 아랍의 아욱으로 알려지고 시금치와 비슷한 맛의 몰로키아는 혈당 상승을 막아주고 여분의 콜레스테롤을 배출시켜준다. 잎을 잘게 자를수록 끈끈한 점액질이 나오니 되도록 작게 써는 것이 좋다.

현미 흑임자밥

재료 (2인분)
현미밥 2공기, 곱게 빻은 흑임자 4큰술

만드는 법
❶ 현미밥과 곱게 빻은 흑임자를 섞는다.

대구 와인찜

재료 (2인분)
양파 1개, 대구 2토막, 무순 적당량, 폰즈소스 2작은술, 화이트와인 2큰술, 레몬 조각 적당량

만드는 법

❶ 양파는 얇게 채 썬다.

❷ 프라이팬에 얇게 채 썬 양파를 깔고 그 위에 대구를 올린 후 화이트와인을 붓고 뚜껑을 덮는다. 중불에서 5분 정도 익힌다.

❸ 그릇에 ❷의 대구를 담는다. 프라이팬에 남은 양파에 폰즈소스를 넣고 잘 섞은 후 대구 위에 올린다.

❹ 뿌리를 자른 무순과 레몬 조각을 곁들인다.

❖ 식단에 어패류나 두부를 더해 단백질을 섭취한다.

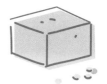

동과와 두부튀김 조림

재료 (2인분)

동과 300g, 두부 1/5모(70g), 보리새우 2큰술, 생강(채 썬 것) 약간, 녹말가루 적당량

Ⓐ-맛국물 200ml, 저염 간장 1큰술

만드는 법

❶ 동과는 씨를 제거하고 껍질을 벗긴 후 한입 크기로 깍둑썰기를 하고 모서리를 둥글게 깎는다. 두부는 도톰하게 한입 크기로 잘라 녹말가루를 입힌 후 기름에 노릇하게 튀긴다. 튀긴 두부에 뜨거운 물을 부어 기름기를 뺀다.

❷ 냄비에 ❶, Ⓐ, 보리새우, 생강을 넣고 동과가 부드러워질 때까지 끓인다.

몰로키아 스프

재료 (2인분)

몰로키아 100g, 감자 1개, 파 1/3뿌리, 닭뼈 육수 500ml, 소금 1/4작은
술, 후추 약간

만드는 법

❶ 몰로키아는 줄기 부분을 제거하고 잘게 썬다.

❷ 감자는 껍질을 벗기고 반달썰기를 한다. 파는 세로로 길게 반으로
자른 후 얇게 어슷썰기를 한다.

❸ 냄비에 닭뼈 육수와 ❷를 넣고 센 불에서 끓이다가 한소끔 끓으면
중불로 줄여 10분 정도 끓인다. ❶을 넣고 5분 정도 더 끓이면서 거
품을 걷어낸다. 불을 끄고 식힌다.

❹ ❸을 믹서에 넣고 간 후 다시 냄비에 넣는다. 소금과 후추로 간을
하고 한 번 더 끓인다.

❖ 몰로키아는 국내에서 주로 분말 가루로 판매된다. 가루를 구입해 육수에 넣어 끓여서
스프로 먹으면 된다.

식이섬유가 풍부한
두부 정식

조리 포인트! 두부 완자 탕수는 재료를 모두 비슷한 크기로 자르는 것
이 포인트다. 그러면 음식이 풍성해 보여서 조금만 먹어도 포만감을 느
끼게 된다.

두부 완자 탕수

재료 (2인분)

두부 완자(만드는 법은 다음 쪽 참고) 4개, 당근 1/6개, 목이버섯(불린 것)
2장, 양파 1/4개, 피망 1개, 참기름 1작은술, 녹말물 적당량

Ⓐ-닭뼈 육수 200ml, 생강(잘게 다진 것) 1작은술, 파(잘게 썬 것) 1큰술,
저염 간장 1/2큰술, 식초 1/2큰술, 후추 약간

만드는 법

❶ 두부 완자에 뜨거운 물을 부어 기름기를 뺀 후 반으로 자르고 당근
은 3~4mm 두께로 반달썰기를 한다. 목이버섯과 양파는 1~1.5cm
크기로 네모지게 썰고 피망은 꼭지와 씨를 제거한 후 비슷한 크기
로 자른다.

❷ 냄비에 Ⓐ를 넣고 끓이다가 ❶을 넣고 야채가 부드러워질 때까지 끓인다.

❸ ❷에 녹말물을 넣어 걸쭉하게 만든 후 마지막에 참기름을 두른다.

두부 완자 만드는 법

으깨서 물기를 짠 두부에 다진 당근, 다진 양파, 다진 파, 밀가루, 계란, 소금, 후추를 넣고 골고루 섞은 후 3cm 정도의 크기로 빚어 기름에 튀긴다.

미역과 두부 김치 샐러드

재료

두부 60g, 자른 마른 미역 2g, 배추김치 2큰술, 오이 1/5개

만드는 법

❶ 두부는 한입 크기로 깍둑썰기를 하고 마른 미역은 물에 담가 불린다. 김치는 잘게 썰고 오이는 채 썬다.

❷ 그릇에 물기를 뺀 미역과 두부를 담고 그 위에 김치와 오이를 올린다.

혼합콩 치킨 스프

재료 (2인분)

혼합콩 100g, 닭뼈 육수 400ml, 소금 1/4작은술, 후추 약간

만드는 법

❶ 혼합콩을 불려서 찜통에 찐다.

❷ 냄비에 모든 재료를 다 넣고 끓인다.

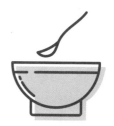

❖ 주식은 현미밥(1인분 150g)을 먹으면 된다.

3일차

아삭아삭한 식감이 일품인
뿌리채소 요리

조리 포인트! 파프리카와 소송채를 기름에 볶은 후 현미밥 위에 올려 김밥으로 만든 건강한 일품요리다. 식재료로 김밥을 만들어 먹으면 식사량을 줄일 수 있다.

현미 김밥

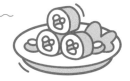

재료 (2인분)

현미밥 220g, 빨간 파프리카 1/4개, 소송채 2포기, 마늘(잘게 다진 것) 1작은술, 소금·후추 약간씩, 참기름 1/2작은술, 김밥용 김 1장

만드는 법

❶ 파프리카는 꼭지와 씨를 제거한 후 채 썰고 소송채는 뿌리 부분을 자르고 큼직하게 자른다.

❷ 달군 프라이팬에 참기름과 마늘을 넣고 볶다가 마늘향이 나면 ❶을 넣고 볶으면서 소금과 후추로 간을 한다.

❸ 김발 위에 김을 깐다. 김 끝을 3cm 정도 남기고 현미밥을 얇게 편다. 중앙에 ❷를 올리고 돌돌 만다.

❹ ❸을 먹기 좋게 자른 후 그릇에 담는다.

참깨 소스를 더한 가지 무침

재료 (2인분)

가지 2개, 볶은 흰깨 약간

Ⓐ-액상 참깨 소스 1큰술, 식초 1작은술, 저염 된장 1작은술, 물 2작은술

만드는 법

❶ 가지는 꼭지를 제거하고 세로로 6등분한다.

❷ 냄비에 ❶과 물 50ml(분량 외)를 넣고 뚜껑을 덮은 후 3분 정도 찐다. 뜨거운 가지를 냉수에 담가 식힌 후 물기를 짠다.

❸ ❷를 그릇에 담고 Ⓐ를 섞어 만든 소스를 부은 후 흰깨를 뿌린다.

뿌리채소 된장국

재료 (2인분)

우엉 1/2개, 당근 1/4개, 곤약 20g, 연근 30g, 두부 50g, 맛국물 500ml, 저염 된장 1과 1/2큰술

만드는 법

❶ 우엉은 얇게 어슷썰기를 하고 물에 담가 떫은맛을 뺀 후 물기를

제거한다.

❷ 당근은 반달썰기를 하고 곤약은 직사각형으로 가늘게 썬다. 연근은 껍질을 벗긴 후 세로로 4등분하여 적당한 두께로 썬다.

❸ 냄비에 맛국물과 ❶, ❷를 넣고 채소가 부드러워질 때까지 끓인다.

❹ ❸에 손으로 두부를 적당하게 떼어 넣고 저염 된장을 푼 후 한소끔 더 끓인다.

4일차 해조류와 채소가 풍부한 한 끼 식사

조리 포인트! ▶ 오크라는 씻은 후 바로 썰지 말고 살짝 데친 후에 썰어야 점액이 많이 나온다.

새우와 두부 조림

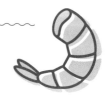

재료 (2인분)

두부 1/2모(150g), 파 1/2뿌리, 깍지 완두(풋콩) 6개, 칵테일 새우 6마리, 녹말가루 적당량, 녹말물 적당량

Ⓐ-굴 소스 1/2큰술, 청주 1큰술, 닭뼈 육수 100ml

만드는 법

❶ 두부는 5mm 정도의 두께로 썰어 녹말가루를 입힌 후 기름에 노릇하게 튀긴다. 튀긴 두부에 뜨거운 물을 부어 기름기를 뺀다. 파는 어슷썰기를 한다. 깍지 완두는 심지를 제거하고 끓는 물에 살짝 데친 후 반으로 자른다. 새우는 내장을 제거한다.

❷ 냄비에 Ⓐ를 넣고 끓이다가 ❶을 넣고 3분 정도 더 끓인 후 녹말물을 넣어 걸쭉하게 만든다.

~~~~~~

생 다시마 볶음

재료 (2인분)

유부 1/2장, 당근 1/4개, 생 다시마 50g, 빻은 흰깨 1큰술

Ⓐ-맛국물 200ml, 저염 간장 1큰술

만드는 법

❶ 유부는 끓는 물에 살짝 데쳐 기름기를 뺀 후 채 썬다.

❷ 당근은 채 썰고 다시마는 깨끗이 씻어서 채 썬다.

❸ 냄비에 ❶, ❷, Ⓐ를 넣고 중불에서 물기가 없어질 때까지 볶는다.

❹ ❸을 그릇에 담고 흰깨를 뿌린다.

~~~~~~

오크라 참마국

재료 (2인분)

오크라 2개, 맛국물 400ml, 저염 간장 1큰술, 참마 50g, 생 미역귀 약 50g

만드는 법

❶ 냄비에 맛국물을 넣고 끓이다가 오크라를 넣는다. 오크라를 살짝 데친 후 꺼내서 잘게 썬다.

❷ ❶의 맛국물에 저염 간장을 넣는다.

❸ 참마는 껍질을 벗겨 강판에 간다. 생 미역귀는 끓는 물에 살짝 데친 후 채 썬다.

❹ 그릇에 오크라와 ❸을 넣고 ❷를 붓는다.

❖ 주식은 현미밥(1인분 150g)을 먹으면 된다.

5일차

불포화 지방산이 풍부한
아보카도 샌드위치

조리 포인트! 눈 질환을 개선하기 위해서는 혈액을 끈적끈적하게 만드는 육류 대신 식물성 단백질이 풍부한 두부로 음식을 만들어 먹자.

호밀빵 아보카도 샌드위치

재료 (2인분)

칵테일 새우 6마리, 아보카도 1/2개, 두부 1/3모(100g), 호밀식빵 4장, 양상추 2장, 흑후추(굵게 간 것) 약간

Ⓐ-카레 가루 1/2작은술, 저염 간장 1작은술, 올리브유 1/2작은술, 마늘(잘게 다진 것) 약간

만드는 법

❶ 칵테일 새우는 내장을 제거하고 끓는 물에 데친 후 물기를 뺀다. 아보카도는 껍질과 씨를 제거하고 얇게 썬다.

❷ 프라이팬에 Ⓐ를 넣고 끓이다가 손으로 두부를 떼어 넣은 후 주걱으로 으깨면서 볶는다.

❸ 구운 호밀빵에 양상추, ❷, 아보카도, 새우 순으로 올리고 흑후추를 뿌린 후 다시 호밀빵으로 덮는다.

연근 샐러드

재료 (2인분)

연근 50g, 물냉이 1다발, 혼합 잡곡 3큰술

Ⓐ-식초 1작은술, 올리브유 1작은술, 소금·후추 약간씩

만드는 법

❶ 연근은 얇게 썰고 물냉이는 잎만 딴다.

❷ 끓는 물에 혼합 잡곡을 넣고 삶는다. 다 삶아지기 1분쯤 전에 연근을 넣고 삶다가 체로 건져낸다.

❸ 볼에 Ⓐ를 넣고 섞은 후 ❷가 따뜻할 때 넣고 버무린다.

❹ 한 김 식으면 물냉이 잎을 넣고 버무린다.

토마토와 미역 스프

재료 (2인분)

자른 마른 미역 2g, 토마토 중간 크기 1개, 닭뼈 육수 400ml, 저염 간장 2작은술, 후추 약간, 파(흰 부분 채 썬 것) 적당량

만드는 법

① 미역은 물에 담가 불리고 토마토는 꼭지를 제거한 후 빗 모양으로 썬다.

② 냄비에 닭뼈 육수를 넣고 끓이다가 토마토, 불린 미역, 저염 간장, 후추를 넣고 한소끔 끓인다.

③ ❷를 그릇에 담고 파를 위에 올린다.

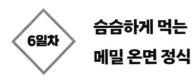

슴슴하게 먹는 메밀 온면 정식

6일차

조리 포인트! 무말랭이와 콩나물은 30초 정도 데친다. 채소를 오래 가열하지 않는 것이 포인트이고 아삭아삭한 식감을 살리면 포만감까지 높일 수 있다.

생선 완자를 올린 메밀 온면

재료 (2인분)

정어리 2마리, 자른 마른 미역 2g, 파(잘게 썬 것) 1큰술, 생강(잘게 다진 것) 1작은술, 녹말가루 1큰술, 저염 된장 1작은술, 경수채 약 30g, 순메밀국수 100g

Ⓐ-맛국물 600ml, 저염 간장 1큰술

만드는 법

❶ 정어리는 머리를 자르고 배를 갈라 내장과 뼈를 제거한 다음 껍질을 벗겨낸 후 칼로 잘게 다진다. 미역은 물에 불린다.

❷ 볼에 다진 정어리, 파, 생강, 녹말가루, 저염 된장을 넣고 고루 섞은 후 6등분하여 완자를 빚는다.

❸ 냄비에 Ⓐ를 넣고 끓이다가 ❷와 불린 미역을 넣고 정어리 완자가 익을 때까지 끓인다.

❹ 메밀국수를 삶아 그릇에 담고 그 위에 ❸을 부은 후 먹기 좋게 자른 경수채를 올린다.

~~~~~~

무말랭이와 콩나물 샐러드

재료 (2인분)

무말랭이 20g, 콩나물 100g, 염장 꼬시래기 70g, 레몬 조각 적당량

만드는 법

❶ 끓는 물에 무말랭이와 콩나물을 넣고 30초 정도 데친 후 체로 건져 식힌다.

❷ 볼에 ❶과 꼬시래기, 레몬 조각을 넣고 버무린다.

~~~~~~

아스파라거스 매실 조림

재료 (2인분)

아스파라거스 4개, 맛국물 100ml, 소금에 절인 매실(우메보시, 잘게 다진 것) 1개

만드는 법

❶ 아스파라거스는 얇게 어슷썰기를 한다.

❷ 냄비에 맛국물을 넣고 끓이다가 아스파라거스와 다진 매실을 넣고
1분 정도 더 끓인다. 한 김 식으면 냉장고에 넣어 차게 해서 먹는다.

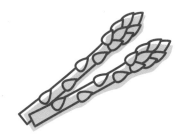

칼슘이 가득한
톳 잡곡밥 정식

조리 포인트! 톳과 잡곡이 수분을 많이 흡수하므로 톳 잡곡밥을 지을 때는 두 재료의 분량만큼 물(3큰술)을 넣는다.

톳 잡곡밥

재료 (2인분, 기호에 따라 양 조절 가능)

쌀 2컵(300g), 혼합 잡곡 2큰술, 마른 톳 1큰술(3g)

만드는 법

❶ 쌀을 씻어 밥솥에 넣고 물을 넣는다.

❷ ❶에 혼합 잡곡과 톳을 넣고 물 3큰술(분량 외)을 더 넣는다.

❸ 백미 모드로 밥을 짓는다.

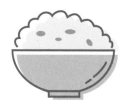

단호박 된장국

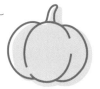

재료 (2인분)

단호박 1/8개, 맛국물 500ml, 저염 된장 1과 1/2큰술, 빻은 흰깨 3큰술

만드는 법

❶ 단호박은 씨를 제거하고 5mm 두께로 자른다.

❷ 냄비에 단호박과 맛국물을 넣고 단호박이 부드러워질 때까지 끓인다.

❸ 불을 끄고 저염 된장을 푼 후 흰깨를 넣는다.

오징어 내장과 토란 조림

재료 (2인분)

오징어 1마리, 토란 3개, 생강즙 1작은술, 생강(가늘게 채 썬 것) 적당량

ⓐ-맛국물 300ml, 저염 간장 1큰술, 맛술 2큰술, 청주 1큰술

만드는 법

❶ 오징어는 내장과 연골을 제거하고(내장은 버리지 않는다) 몸통을 깨끗이 씻은 후 링 모양으로 썰어 준비한다. 그다음 다리를 자르고 손으로 훑어서 빨판을 제거한 후 적당한 길이로 썬다.

❷ 토란은 껍질을 벗겨 한입 크기로 자른다.

❸ 냄비에 Ⓐ를 넣고 끓이다가 오징어를 넣고 살짝 데친 후 건져낸다
(껍질 색이 변할 정도까지).

❹ ❸의 국물에 ❷의 토란을 넣고 부드러워질 때까지 끓이다가 살짝
데친 오징어를 다시 넣고 한소끔 끓인다. 그다음 오징어 내장을
넣어 5분 정도 조린다.

❺ 마지막에 생강즙을 넣고 섞은 후 그릇에 담고
그 위에 가늘게 채 썬 생강을 올린다.

토마토와 양상추 가다랑어포 무침

재료 (2인분)

토마토 1개, 양상추 2장

Ⓐ-가다랑어포 5g, 레몬즙 1큰술, 저염 간장 1큰술

만드는 법

❶ 토마토는 꼭지를 제거한 후 빗 모양으로 썰고 양상추는 먹기 좋은
크기로 손으로 찢는다.

❷ 볼에 Ⓐ를 넣고 고루 섞은 후 토마토와 양상추를 넣고 버무린다.

05 시력이 올라가는 비타민 BEST 3

앞에서도 언급했듯 눈 건강을 해치는 가장 큰 원인은 잘못된 생활습관이며, 그중에서도 특히 많은 영향을 미치는 것이 식습관이다. 이외에도 스트레스, 수면 부족, 흡연, 자외선 등으로 인해 인체에서 끊임없이 발생하는 활성산소는 몸속 세포를 산화시켜 혈액을 끈적끈적하게 만들고 노화를 촉진시킨다. 또한 동맥경화, 암, 심근경색과 같은 질환을 일으키기도 한다.

눈의 혈액 순환이 나빠지면 흰자위가 빨갛게 보이는 결막하출혈이나 속눈썹이 눈을 찌르는 안검내반증 그리고 물체가 비뚤어져 보이는 중심성 망막염에 걸릴 수도 있고 심하면 백내장, 녹내장, 황반변성 등의 질병으로 발전할 수도 있다.

눈은 우리 몸에서 활성산소로 인한 손상을 가장 많이 받는 기관이며 동시에 영양소를 가장 많이 소비하는 기관이다. 나이가 들면 활성산소로부터 세포를 지키는 항산화 물질이 감소해 눈의 노화 현상이 두드러지게 나타난다. 지금부터 활성산소로부터 눈을 지키는 식품을 소개하겠다.

■ **항산화 영양소 섭취하기**

항산화 작용이 뛰어난 비타민A, C, E를 특히 의식적으로 섭취해야 눈을 건강하게 할 수 있다.

먼저 비타민A는 눈의 망막에서 붉은색의 빛을 감지하는 로돕신Rhodopsin이라는 물질을 생산하는 데 필요한 영양소다. 밝은 곳에서 갑자기 어두운 곳으로 이동하면 처음에는 안 보이다가 어둠에 익숙해지면 점차 물체가 보이게 되는 현상을 '암순응'이라고 한다. 이때 로돕신이 부족하면 물체가 선명히 보이기까지 아주 많은 시간이 걸리거나 어두운 곳에서 눈이 잘 보이지 않는 야맹증에 걸리게 된다. 비타민A는 닭의 간, 김, 장어, 당근, 시금치 등에 많이 함유되어 있다.

비타민C는 콜라겐을 생성하는 데 필요한 영양소다. 콜라겐은 혈관, 뼈, 근육 등을 구성하는 중요한 성분으로 세포와 세포 사이를 연결하는 역할을 한다. 또한 면역력을 높여주고 피로 회복, 감기 예방과 더불어 피부 미용에도 효과가 있다. 스트레스가 많고 과도한 음주나 흡연을 하는 경우에는 특히 비타민C를 의식적으로 섭취하도록 한다. 레몬, 브로콜리, 아세로라 등에 많이 함유되어 있다.

비타민E는 활성산소의 공격으로부터 세포를 지키고 노화를 방지한다. 콜레스테롤의 산화를 막아 동맥경화, 고혈압, 심장병 등을 예방하는 효과도 있다. 비타민E는 아몬드 등의 견과류, 아보카도, 단호박, 연어, 정어리 등에 풍부하다.

끝으로 비타민 이상으로 항산화 작용을 하는 것이 폴리페놀이다. 폴리페놀 중에서도 특히 눈에 좋은 안토시아닌을 함유한 보라색 식품과 요리를 아래에서 설명하겠다. 안토시아닌은 블루베리, 가지 등에 함유된 보라색 색소로 비타민A와 마찬가지로 로돕신의 생성을 도와 암순응 능력을 회복시켜준다. 모세혈관을 강화하고 혈액 순환을 촉진시키는 효과도 있어 눈의 피로도 예방할 수 있으니 매일 섭취하도록 하자.

안토시아닌이 함유된 보라색 식품

- 레드와인
- 고구마
- 블루베리
- 가지
- 검은 콩

보라색 식품에는 강력한 항산화 작용을 하는 안토시아닌이 풍부하게 들어 있다. 특히 껍질에 많이 함유되어 있어 식재료의 색이 진할수록 영양소가 풍부하다고 보면 된다. 위의 식품 외에도 체리, 팥, 포도, 붉은 차조기, 블랙커런트 등에 많이 들어 있다.

순무와 브로콜리 스프

___

비타민A, C, E를 효율적으로 섭취할 수 있는 요리. 특히 비타민C가 풍부한 순무, 각종 비타민이 가득한 브로콜리, 혈액을 맑게 해주는 양파를 넣어 만든 스프는 몸을 따뜻하게 해주고 소화도 잘 되기 때문에 저녁에 먹어도 부담스럽지 않다.

재료 (2인분)

순무 1개(60g), 브로콜리 1/4개(75g), 양파 1/4개(50g), 물 400ml, 월계수 잎 1장, 치킨스톡 1/2작은술, 소금 1/2작은술, 후추 약간, 올리브유 1작은술

만드는 법

❶ 껍질을 벗긴 순무와 브로콜리를 5mm 두께로 네모지게 썬
다. 양파는 잘게 썬다.

❷ 냄비에 올리브유를 두르고 중불에서 달군 후 양파와 월계수
잎을 넣고 양파가 투명해질 때까지 볶는다.

❸ 순무와 브로콜리를 넣고 살짝 볶은 후 물과 치킨스톡을 넣
고 중불에서 10분 정도 끓인다.

❹ 소금, 후추로 간을 하고 그릇에 담는다.

06 장에 좋은 음식이 눈에도 좋다

나는 오랫동안 안과 의사로 일하며 눈 질환을 예방할 수 있는 방법을 연구했다. 오래전부터 식생활의 중요성에 주목했고 환자들에게 조언을 해주었다.

주로 카페인과 알코올이 들어간 식품과 담배는 백내장, 녹내장, 노안 등의 증상을 악화시킨다. 또한 당분을 과하게 섭취하면 높아진 혈당이 눈 주위 모세혈관을 손상시켜 망막증(손상된 혈관의 기능을 보조하는 신생 혈관이 자라면서 망막을 파괴하는 병)을 일으키고 결국에는 백내장이나 녹내장으로 진행된다.

따라서 눈의 노화를 막기 위해서는 카페인과 알코올을 함유한 음식부터 피해야 하며 또한 평소에 과식을 하고 있지는 않은지도 돌아봐야 한다. 식사 후에 졸리거나 몸이 나른해진다면 식사량도 줄여야 된다. 섭취한 영양소를 체내에서 처리하려고 간이 풀가동하기 때문에 졸리거나 몸이 나른해지는 것이기 때문이다. 과식을 하면 체내의 효소(소화, 흡수, 대사 등 모든 생명 활동에 필요한 물질)가 다량으로 소비되어 간을 비롯한 온몸에 부담을 주게 된다.

더불어 하루 3회 정도의 배변을 하는지도 점검해야 한다. 흔히 식이섬유와 수분 부족을 변비의 원인으로 꼽지만 실은 과식을 하면 장에 부담을 주게 되고 이로써 장의 연동 운동이 약해진다. 그 결과 배설이 제대로 이루어지지 않으며 음식물이 부패하면서 발생하는 장내 가스로부터 독성 물질이 생성되고 그 물질이 장벽에 흡수되어 혈액을 오염시킨다. 독소와 불필요한 영양소로 인해 끈적끈적해진 혈액은 몸 곳곳을 돌아다니다가 눈의 모세혈관에 도달해 혈관 세포를 손상시키는 것이다.

반대로 말해, 장내 환경을 개선하면 눈의 노화를 막을 수 있다는 의미다. 그러므로 눈의 노화를 방지하려면 식사량을 줄여야 하는데 구체적인 방법으로는 일단 현미밥을 준비해서 꼭꼭 씹어 먹고 채소 위주의 반찬을 섭취하면 된다.

이때 무슨 반찬을 만들어야 할지 모르겠다는 사람들을 위해 나는 '채소 장아찌'를 추천한다. 특히 권하고 싶은 것은 햇양파로 담근 '양파 된장 장아찌'다. 발효 식품의 풍부한 유산균과 양파에 들어 있는 올리고당은 장내 유익균을 증식시켜 장내 환경을 개선해준다. 이 장아찌는 식이섬유가 풍부하고 오래 저장해두고 먹기에도 좋다. 한 번에 많이 만들어두면 두고두고 먹을 수 있다.

이와 같은 간단한 식사법을 비롯해 올바른 식습관 및 생활습관을 갖도록 환자들을 지도하자 대부분 변비가 개선되었다. 배변 횟수가 하루 3회로 늘어나면 백내장이나 녹내장을 앓고 있더라도 시력만큼은 떨어지지 않았다. 여러분도 한번 '양파 된장 장아찌'를 담가 먹는 것을 시작으로 생활습관으로 바꿔보는 것은 어떨까?

양파 된장 장아찌

재료
양파 1개, 된장 7~8큰술

만드는 법
❶ 양파는 껍질을 벗긴 후 6등분하여 링 모양으로 썬다.
❷ 저장 용기 바닥에 된장 1큰술을 적당히 바르고 그 위에 양파를 올린다. 양파 위에 된장 1큰술을 바르고 다시 양파를 올리는 식으로 층층이 쌓은 후 마지막 양파 표면에 된장을 바른다.

❖ 만든 뒤 2시간 정도 지나면 먹을 수 있다. 하루에 1~2조각을 먹는 것이 좋으며, 이틀이 지나면 맛이 진해지므로 양파에 바른 된장을 제거하고 냉장고에 넣어둔다.

07 젊고 건강한 눈을 만들어주는 샐러드

식사를 할 때, 동물성 단백질은 고기보다는 생선으로 섭취하는 것이 좋다. 개인적으로 추천하고 싶은 음식은 흔히 볼 수 있는 연어 통조림을 사용한 '연어 레몬즙 샐러드'다. 생 연어보다 영양가가 약간 떨어지기는 하지만 쉽게 구할 수 있다는 점이 장점이다. 여기에 레몬을 첨가하면 황반변성에 좋은 반찬이 된다.

황반변성과 관련이 깊은 신경 조직인 황반은 망막의 중심부에 위치한다. 산화를 막는 항산화제인 비타민C와 미네랄인 아연은 황반이 정상적인 기능을 유지하도록 도와준다. 연어에는 강력한 항산화제인 아스타크산틴과 아연이 풍부하고 레몬에는 비타민C가 많이 들어 있다. 연어 레몬즙 샐러드로 이 세 가지 영양소를 섭취하면 황반변성을 개선할 수 있다.

최근 들어 황반변성이 급증하는 배경에는 육류 위주의 식단이 크게 관련되어 있다. 실제로 고기 섭취를 줄이고 생활습관을 개선하자 황반변성으로 인한 안저출혈이 멈추고 시력이 회복된 사례가 있다. 게다가 연어 레몬즙 샐러드는 맛도 있기 때문에 육류에서 생선 위주로 식단을 바꿀 때 먹기 좋다. 단, 아무리 눈에 좋다고 해도 지나치게 먹으면 영양의 불균형이 생길 수 있으니 일주일에 2~3회 정도 먹도록 한다.

연어 레몬즙 샐러드

재료 (1인분)

연어 통조림 90g, 레몬 1/8개

만드는 법

❶ 통조림을 따고 그 안에 들어 있는 연어 살을 접시에 담는다.

❷ 연어 위에 레몬을 짜서 뿌린다. 푸른 차조기 잎이 있다면 곁들여도 좋다.

❖ 일주일에 2~3회 정도 밥과 함께 먹으면 활성산소가 제거된다.

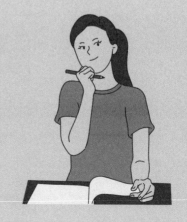

PART 3

생활습관

당신의 습관이
곧 당신의 시력이다

01 습관을 바꾸면
건강이 돌아온다

■ **잘못된 생활습관이 문제다**

백내장, 녹내장, 노인성 황반변성, 중심성 망막염, 당뇨망막병증과 같은 질병은 사실 '눈에 나타나는 생활습관병'이다. 생활습관병이란 불균형한 식습관이나 수면 부족 등으로 인해 발생하는 질병의 총칭인데 나쁜 생활습관이 눈 질환까지 일으키는 것이다.

당뇨병이나 고혈압과 같은 생활습관병이 지속되면 체질적으로 허약한 특정 장기뿐만 아니라 몸 전체에 이상이 생기며, 백내장이나 녹내장과 같은 눈 질환이 생기기도 한다. 알다시피 병은 약만 먹어서는 고칠 수 없고, 백내장과 녹내장을 개선하기 위해서는 원인이 되는 평소 습관을 개선해 체내 환경을 바꿀 필요가 있다.

눈은 뇌와 직결된 기관이자 다량의 정보를 처리하는, 우리 몸에서 가장 진화된 기관이다. 그런 만큼 몸과 마음의 건강 상태를 직접적으로 반영한다. 그렇기 때문에 심신의 건강을 유지하면 몸의 병은 물론 눈 질환도 예방할 수 있다.

몸의 건강 상태를 나타내는 최고의 지표는 혈액인데, 눈은 신체에서 유일하게 혈관과 혈액의 상태를 현미경으로 바로 확인할 수 있는 귀중한 기관이다. 잘못된 생활습관으로 인해 피가 끈적끈적해지면 혈액 순환이 나빠져 산소와 영양소가 몸 구석구석까지 전달되지 못한다. 또한 몸에 있는 독소가 제대로 배출되지 않아 여러 가지 질병이 생기고 시력이 떨어진다. 끈끈한 혈액이 혈관에 부담을 주면 동맥경화가 진행되거나 눈에 쉽게 출혈을 일으키는 신생 혈관이 마구 만들어진다. 그렇게 되면 눈 깊은 곳에 위치한 미세한 혈관에도 악영향을 미쳐 안저출혈이 발생할 수 있다.

그렇다면 혈액 순환을 개선하고 건강해지려면 어떤 생활습관을 가져야 할까? 먼저 146쪽의 '자가 진단표'로 자신의 건강 상태를 확인해보자. 7개 항목의 합계가 30점 이상이면 합격이고 30점 미만이면 생활습관에 문제가 있는 것이다. 이 자가 진단 항목은 자신의 눈 건강을 지키는 데 중요한 역할을 한다.

실제로 나를 찾아온 환자들 중에는 생활습관을 바꾸자 눈 질환이 개선되었다는 이가 많았다. 예를 들면 당뇨병 합병증 중 하나인 당뇨병성 황반증은 효과적인 치료법이 거의 없다고 알려져 있는데 병을 앓고 있던 55세 남성은 식생활을 개선하고 산책을 즐기자 증상이 크게 호전되었다. 사실 망막 중에서도 황반은 시력의 대부분을 담당하는 부위로 병이 진행되면 치료가 어려운 데다가 급격하게 시력이 떨어지면서 실명에 이르기도 한다. 하지만 다음에 나올 안저 사진을 보면 황반 부근에 누출된 혈액 성분이 생활습관을 개선하는 동안에 흡수되어 눈이 놀라울 정도로 깨끗해진 것을 알 수 있다. 이제 이 책을 참고해 스스로 생활습관을 개선해보자.

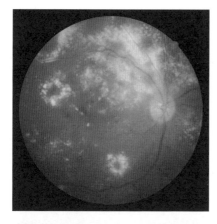

생활습관 개선 전
당뇨병이 망막의 미세 혈관에 순환 장애를 일으켜 혈액 성분이 누출되고 있다.

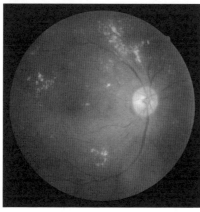

생활습관 개선 후(9개월 후)
식생활을 개선하고 산책을 즐기자 약 9개월 만에 부종이 사라지고 위의 사진처럼 깨끗해졌다.

02 지금 내 눈은
몇 점짜리일까

[눈 건강 자가 진단표]

식사량

조금 모자란 듯
먹는다

운동
(하루 걸음 수)

배부르지 않을
정도로 먹는다

1만 3,000보
이상

8,000~
1만 3,000보

하루 수분
섭취량

1.5~2L

1L 정도

배부르게
먹는다

8,000보
미만

1L 이하

많다

조금 있다

전혀
없다

스트레스

밤 11시
이후

밤 11시

늘 있다

1회

2회

밤
9~11시

취침 시간

조금 있다

3회
이상

하루 배변
횟수

없다

통증
(두통, 어깨 결림, 냉증,
허리 통증 등)

[채점 방법]

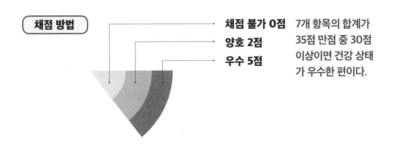

채점 불가 0점
양호 2점
우수 5점

7개 항목의 합계가
35점 만점 중 30점
이상이면 건강 상태
가 우수한 편이다.

146

자가 진단의 결과는 어떠한가? 30점 이상이면 합격이지만 눈에 이상이 있는 경우는 합격점을 받지 못했을 것이다. 내가 진료한 환자들 대부분도 역시 처음부터 합격점을 받은 경우가 거의 없었다.

이제 잘못된 생활습관이 눈에 얼마나 악영향을 미치는지 알았을 것이다. 진단표의 7개 항목 모두 서로 밀접하게 관련되어 있지만 먼저 '운동, 스트레스, 배변, 식사, 통증' 5개 항목의 중요성과 자가 진단 테스트에서 양호나 우수를 받을 수 있는 비결을 설명하겠다. 눈 질환 개선에 있어 특히 중요한 것이 운동과 식습관 개선이다. 합격점을 받지 못한 환자들에게 식습관 개선과 적절한 운동을 병행하도록 조언하면 대부분 증상이 호전되었다. 단, 지나치게 격렬한 운동은 스트레스가 될 뿐만 아니라 노화의 원인 중 하나인 활성산소를 증가시키므로 피하는 것이 좋다. 내가 추천하는 운동은 기분 좋을 정도의 속도로 걷는 것이다. 하루 1만 3,000보 이상 걷기를 목표로 설정하고 매일 이를 향해서 걸음 수를 늘려나가자.

운동을 하면 혈액 순환이 좋아지고 신진대사도 활발해져 몸과 눈이 모두 건강해진다. 가벼운 운동은 스트레스를 푸는 데도 도움이 된다. 사람은 큰 스트레스를 받게 되면 몸의 기능을 조절하는 자율신경 중 교감신경이 반응하여 혈관이 수축된다. 혈관이 수축되면 당연히 혈액 순환이 나빠져 눈 건강에도 악영향을 미치므로 평소 걷기 등의 가벼운 운동으로 스트레스를 해소하는 것이 좋다.

■ **공복 시 나오는 호르몬의 중요성**

나는 과식하는 경향이 있는 사람들에게 소식을 하라고 조언한다. 일단 공복감을 느끼는 것이 중요하다. 뇌가 배고픔을 느끼면 모틸린 호르몬이 분비되면서 배에서 '꼬르륵' 하는 소리가 나고 장이 연동 운동을 시작한다. 그러면 자연스럽게 배변이 촉진되고 몸에 불필요한 독소가 원활하게 배출되어 눈이 건강해질 수 있다.

자가 진단표에 '통증'이라는 항목이 있는데 이는 몸에 불편한 증상이 있는지 확인하는 것이다. 다른 항목에서는 모두 낮은 점수를 받았는데 의외로 어깨 결림, 냉증, 두통, 피로감 등의 자각 증상이 전혀 없는 사람도 적지 않다. 사실 자각 증상은 몸의 아픈 곳을 스스로 치유하려는 반응으로, 이러한 증상이 없다는 것은 반응조차 나오지 않을 만큼 만성화되었다는 뜻이다. 앞으로는 모든 항목에서 '우수'를 받을 수 있도록 생활 패턴을 바꾸어보자.

걸음 수가 늘어날수록 건강해진다

아침에 일어나서 만보계를 차고 잠자리에 들 때까지 1만 3,000보 이상 걷는 것을 목표로 걷는다. 그렇게 되면 변비, 스트레스 등 몸의 불편한 증상이 해소된다. 그러나 다리나 허리가 아픈 사람은 너무 무리하지 말고 조금씩 걸음 수를 늘려가자.

하루 종일 실내에서 생활하는 경우에는 걸음 수를 다 채울 수 없으므로 아침, 점심, 저녁에 30분 정도 몸이 따뜻해지고 약간 땀이 날 정도의 속도로 산책을 한다. 외출 시에는 목적지 한 정거장 전에 미리 내려서 걸어가는 것도 좋다. 운동이 끝나면 꼭 수분을 보충하도록 한다.

새벽에
깨어 있지 마라

03

■　　　　　　　　　　　　　　　　**일찍 잠자리에 들어야 하는 이유**

우리 몸에는 '생체 리듬'이 있다. 여기에 맞춰 생활하면 신진 대사가 원활해져 노화와 질병을 예방할 수 있다.

아래의 표를 보자. 오후 8시부터 다음 날 새벽 4시까지는 오래된 세포가 죽고 새로운 세포가 만들어지는 시간대이기 때문에 수면 시간을 충분히 확보하는 것이 중요하다. 충분한 수면은 체내 환경을 개선하고 스트레스도 해소시킨다.

특히 중요한 시간대가 오후 10시부터 다음 날 새벽 2시까지다. 이때 노화를 예방하는 호르몬이 분비된다. 이 호르몬은 잠이 든 후 1시간 정도 지나면 분비되기 시작하므로 오후 9시에 취침하는 것이 가장 좋다. 게다가 일찍 잠자리에 들면 피로가 쉽게 풀려 수면 시간이 짧아도 상쾌한 아침을 맞을 수 있다.

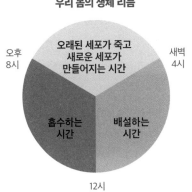

우리 몸의 생체 리듬

오후 8시 | 오래된 세포가 죽고 새로운 세포가 만들어지는 시간 | 새벽 4시

흡수하는 시간 | 배설하는 시간

12시

새벽 4시부터 정오까지는 몸 안에 있는 독소(유해 대사산물)를 배출하는 시간이다. 독소의 약 75%는 대변으로 배출되지만 순환이 원활하지 않아 몸 안에 쌓이게 되면 안색이 나빠지고 짜증이 늘어나며 감기에 자주 걸리게 된다. 두통이나 현기증이 나타날 수도 있다.

혈액 순환을 촉진시켜 독소를 배출하려면 수분부터 충분히 섭취해야 한다. 하루 권장 섭취량은 1.5~2L 정도로 소변이 투명해질 때까지 마시는 것이 이상적이다. 그러나 카페인이 들어간 음료를 하루 1잔 이상 마시는 것은 권하지 않는다. 이뇨 작용이 강해서 체내의 수분이 과다하게 배출되기 때문이다. 알코올도 마찬가지다. 수분 섭취에 좋은 음료는 정수물나 카페인이 함유되지 않은 약초차다. 그중에서도 감잎차를 추천한다. 자외선에 약한 눈은 신체 기관 중 활성산소 발생량이 가장 많고 여러 손상도 받기 쉬운데, 감잎차에는 활성산소를 제거해주는 항산화제인 비타민C와 플라보노이드가 풍부하다. 이 차는 수분 대사를 촉진해 독소까지 배출해준다.

감잎차

재료

감잎차 티백 1~2개(4~8g), 물 1.5~2L, 주전자

만드는 법

 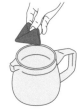

❶ 주전자에 물을 넣고 끓인다.

❷ 불을 끄고 감잎차 티백을 1~2개 넣는다.

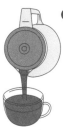

❸ 10~20분 정도 그대로 두면 완성 된다. 차갑게 해서 마셔도 좋다.

❖ 오전부터 오후 3시까지 1.5~2L 정도 마시는 것을 추천한다. 운동을 한 후에 많이 마시면 더 좋다. 감잎차는 산화를 억제해주므로 되도록 끓인 당일에 다 마시도록 한다.

04 어제보다
10분 더 걷는다

당뇨망막병증을 개선하는 첫 번째 방법은 '혈액 순환'부터 원활하게 하는 것이다. 당뇨병에 걸리면 동맥경화도 함께 진행되므로 전신의 혈액 순환이 악화되는데 이때 망막에 영향을 미치게 된다.

이를 개선하기 위해서는 스트레스, 수면 부족, 변비, 운동 부족과 같은 혈액 순환을 악화시키는 요인을 제거해야 한다. 스트레스를 받으면 교감신경이 흥분하면서 혈관을 수축시켜 혈액 순환이 나빠진다. 반대로 마음이 편안하면 부교감신경이 우위가 되면서 혈관이 확장되어 혈액 순환이 원활해진다. 산책을 하거나 좋아하는 음악을 듣는 등 자신에게 맞는 스트레스 해소법을 찾아보자.

수면 부족도 문제다. 낮 동안 손상된 세포는 잠을 자는 동안 회복된다. 당뇨병으로 손상된 혈관 세포를 회복시키려면 수면의 질을 높여야 한다. 변비 또한 혈액 순환을 악화시키는 요인인데, 지속되면 만성 염증을 일으켜 원활한 혈액 순환을 방해한다.

특히 뇌와 장은 밀접하게 연결되어 있다. 이것을 '뇌장축Brain-Gut Axis'이라고 한다. 뇌에서 분비되는 행복 호르몬(세로토닌)은 대부분 장에서 만들어지기 때문에 장에 염증이 발생하면 움직임이 둔해지고 뇌가 우울한 상태에 빠진다. 따라서 곡물과 채소 위주의 식사를 하고 충분한 수면을 취해 장을 건강하게 만들고 변비를 해소해야 한다.

사실 혈액 순환을 악화시키는 최대 요인은 운동 부족이다. 위의 세 가지 문제를 해결해도 운동을 하지 않으면 아무 소용이 없다. 운동은 인슐린의 효능을 높여 혈당을 떨어뜨리므로 반드시 해야 한다. 변비 해소에 도움이 되는 것도 물론이다. 실제로 평소에 운동을 안 하던 사람이 30분 정도 걷기만 했는데도 혈액 순환이 개선된 사례가 있다. 하루 4회, 매회 30분 정도 걷는 것이 이상적이지만 처음부터 무리하지 말고 조금씩 시간을 늘려보자. 걷기 운동을 하면 뇌에서 세로토닌까지 분비되어 더 기분 좋게 걸을 수 있다. 당뇨병을 앓고 있는 사람은 탈수 예방을 위해 수분을 충분히 보충하도록 한다.

혈액 순환을 원활하게 하는 법

질 높은 수면을 취한다

수면 부족은 혈액 순환을 방해하고 뇌 세포를 손상시키며 면역력도 떨어트린다. 밤 10시 이전에는 잠자리에 들고 7시간 정도 수면을 취하도록 한다.

스트레스를 해소한다

스트레스를 받으면 교감신경이 흥분해 혈액 순환이 나빠진다. 산책을 하거나 좋아하는 음악을 듣는 등 자기만의 스트레스 해소법으로 마음을 진정시켜보자. 특히 좋아하는 음악을 들으면 마음이 편안해질 것이다.

산책을 한다

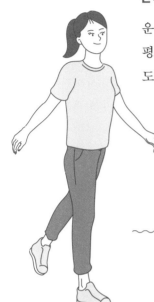

운동을 하지 않으면 혈액 순환은 개선되지 않는다. 평소에 운동을 안 하던 사람은 30분 정도 산책만 해도 문제가 극적으로 개선된다. 처음부터 무리하지 말고 조금씩 걷는 시간을 늘린다.

변비를 해소한다

변비로 인해 장에 염증이 생기면 다른 장기나 혈관에도 염증이 번진다. 혈관 염증은 동맥경화를 진행시켜 혈액 순환을 악화시킨다.

05 아직도 흰쌀밥이 주식이라면

당뇨망막병증을 개선하는 두 번째 방법은 혈당을 낮추는 음식을 먹는 것인데, 내가 추천하는 식사법은 주식을 현미로 바꾸는 것이다. 백미에 함유된 당질은 장에서 빠르게 흡수되어 식후 혈당을 급격하게 상승시키고 이는 혈관을 망가뜨리게 된다.

식이섬유가 풍부하게 함유된 현미는 식후 혈당을 천천히 올려 혈관 손상이 적은 데다가 당뇨망막병증의 악화도 막을 수 있다. 그래서 식사를 할 때 주식은 현미로 바꾸고 부식은 채소 위주의 식단에 두부나 생선을 곁들여 먹는 것을 추천한다. 특히 양파, 우엉, 아스파라거스 등의 채소에는 장내 유익균을 증식시키는 올리고당이 많이 함유되어 있으므로 꾸준히 섭취하도록 한다.

그러나 현미와 채소 위주의 식사를 하더라도 과다하게 먹으면 공복 혈당 수치(기준치는 70~109mg/dL)나 헤모글로빈A1c(당화 헤모글로빈, 기준치는 6.2% 미만) 수치는 개선되지 않는다. 특히 당뇨병의 주된 원인인 비만에서 탈출하려면 일단 소식을 해야 한다. 식사는 조금 모자란 듯 먹는 것이 좋다. 배가 고플 때는 성장호르몬이나 부신피질호르몬 등의 질병을 예방하는 호르몬이 분비되지만 배가 부를 때는 인슐린밖에 분비되지 않는다. '공복을 유지하면 병이 낫는다'라는 생각으로 공복을 즐겨보자. 공복을 유지한다고 건강이 나빠지는 것은 아니니 배고프면 먹는 습관을 버리도록 한다.

단, 당뇨병 약을 복용하고 있는 사람이나 인슐린 주사를 맞고 있는 사람은 아침 공복 상태에서 운동을 하면 저혈당을 일으킬 수 있으니 조심해야 한다. 당뇨병을 앓고 있는 사람은 아침 공복 혈당을 140~160mg/dL 정도로 유지하는 것이 좋다.

더불어 과자나 알코올은 피하도록 한다. 설탕은 혈당을 급격하게 올리고 중독성이 있어 끊기 어려운데 섭취량을 줄이지 않으면 결국 당뇨망막병증이 악화된다. 또 알코올은 혈액 순환을 방해하고 눈에 직접적인 손상을 입힌다. 이 두 가지 식품을 피하고 현미와 채소 위주의 소식을 하면 당뇨망막병증이 점차 호전될 것이다.

혈당을 낮추는 음식을 섭취하고 소식하는 법

조금 모자란 듯 먹는다

배가 불러 움직일 수 없을 때까지 먹지 않는다.
소식은 당뇨병은 물론 여러 가지 만성 질환을
예방하고 개선하는 효과가 있다.

백미를 끊고 현미를 먹는다

당의 흡수를 지연시키는 현미를 먹으면 혈당이 천천히 올라가 혈관이
손상되지 않는다. 현미에 풍부한 식이섬유는 변비 해소에도 도움이
된다.

올리고당이 풍부한 채소를 먹는다

양파, 우엉, 아스파라거스 등에 풍부한 올리고당은 장내 유익균을 증식
시켜 장내 환경을 개선해준다. 또한 변비 해소에도 효과적이다.

159

공복을 즐긴다

공복을 유지하면 장과 뇌가 활발하게 움직여 활동
적인 생활을 할 수 있다. 배불리 먹는 것보다 조금
모자란 듯 먹는 게 건강에 좋다.

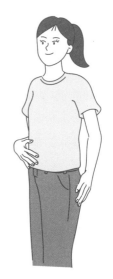

06 간단한 Q&A로 보는 생활습관 개선법

Q 현미는 딱딱하고 거칠어서 먹기가 힘든데 어떻게 하면 될까?

A 발효현미를 추천한다. 밥 먹기 전에 발효현미(무농약 현미를 특수한 방법으로 발효시킨 식품)를 먹으면 식후 혈당이 천천히 상승한다. 백미에 잡곡을 섞어 먹어도 괜찮다. 시판용 혼합 잡곡을 사용하는 것도 추천한다. 단, 현미밥이든 잡곡밥이든 소식이 기본이므로 과식하지 않도록 주의하자.

Q 어떤 반찬을 먹으면 될까?

A 현미밥이나 잡곡밥에는 채소, 두부, 생선 등으로 만든 반찬이 어울린다. 주식과 부식은 5대 5의 비율로 섭취하고 부식은 채소, 식물성 단백질, 동물성 단백질을 3대 1대 1의 비율로 섭취하는 것이 이상적이다.

Q 물은 얼마나 마셔야 할까?

A 당뇨병 환자는 탈수 증상을 일으키기 쉬우므로 1.5~2L 정도의 물을 조금씩 나누어 마시면 된다. 당뇨병 외에도 동맥경화나

고혈압을 앓고 있는 사람은 뇌졸중을 일으킬 위험이 높기 때문에 수분 섭취가 특히 중요하다. 정수물이나 비타민C가 풍부한 감잎차를 마시면 좋다.

Q 아침을 걸러도 될까?

A 건강에 문제가 없다면 아침은 걸러도 된다. 하지만 당뇨병을 앓고 있는 사람은 혈당 수치의 급격한 변동을 막기 위해서라도 하루 세 번 규칙적으로 식사를 하되 소식을 해야 한다. 혈당을 안정화시키려면 규칙적인 운동과 충분한 수면이 필요하다는 것을 잊지 말자.

Q 하루에 얼마나 걸어야 할까?

A 망막의 상태를 개선하려면 하루 1만 3,000보 이상을 걸어야 한다. 한 번에 1만 3,000보를 다 채워도 되지만 매일 걷기에는 부담이 될 수 있으니 나눠서 걷는 것도 괜찮다. 30분 동안 3,000보 걷기를 4회 실시하면 1만 2,000보가 되고, 평소 일상생활에서 1,000보 정도는 걷기 때문에 하루 1만 3,000보를 채우는 게 생각만큼 어렵지는 않을 것이다.

Q 걸으면 안 되는 사람도 있을까?

A 딱히 없다. 다만 혈당 강하제를 복용하고 있거나 인슐린 주사를 맞고 있는 사람은 움직임으로 인해 저혈당이 되지 않도록 주의해야 한다. 규칙적인 식사를 하고 있다면 저혈당이 일어나지 않지만 그래도 증상이 보인다면 의사와 상담하는 것이 좋다.

당뇨망막병증 자가 진단표

당뇨망막병증은 실명 원인 1위 질환이다. 단, 이 진단표는 당뇨병 진단을 받지 않은 사람을 대상으로 하며 당뇨병을 앓고 있는 사람은 반드시 안과 전문의의 진료를 따로 받도록 한다.

다음 중 해당하는 항목에 체크한다.

1	비만이다.
2	변비 증상이 있다.
3	달고 기름진 음식을 좋아한다.
4	채소를 잘 먹지 않는다.
5	거의 매일 술을 마신다.

6	잠을 충분히 못 잔다.	
7	운동을 거의 안 한다.	
8	최근 들어 눈이 잘 보이지 않는다.	
9	혈액 검사를 받은 적이 없다.	
10	안저 검사를 받은 적이 없다.	

자가 진단 결과

☑ 체크 개수가 2개 이상일 경우 : **요주의**

☑ 체크 개수가 3개 이상일 경우 : **특히 요주의**

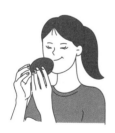 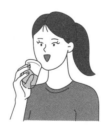 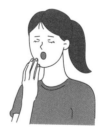

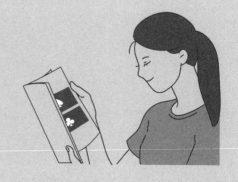

PART 4

안구 질환 Q&A

환자들이 가장 궁금해하는 질문 TOP 50

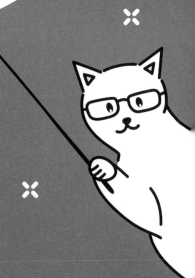

01 백내장 편

Q 어떤 사람이 백내장에 걸리기 쉬울까?

A 백내장은 눈 속 수정체가 혼탁해지는 병으로 가장 큰 원인은 활성산소라고 할 수 있다. 눈에 해로운 자외선을 수정체가 다량으로 흡수하면 많은 양의 활성산소가 발생한다. 게다가 비타민C가 활성산소를 다 제거하지 못하면 수정체가 혼탁해져 시야가 흐려지는 것이다. 따라서 백내장에 걸리기 쉬운 사람은 자외선에 많이 노출된 사람이라고 할 수 있다. 또한 담배와 술을 즐기는 사람일수록 비타민C가 부족해 백내장에 취약하다.

Q 백내장도 종류가 있다던데?

A 다른 병과 마찬가지로 관리하지 않고 방치하면 병이 빠르게 진행된다. 사실 백내장은 종류도 여러 가지인데, 문제는 진단을 받고도 자신이 어떤 종류의 백내장을 앓고 있는지 모르는 사람이 많다는 점이다.

이 질환에서 가장 많은 빈도를 차지하는 것이 피질 백내장이다. 이는 수정체 주변부터 혼탁해지는 병으로 투명한 부분과 혼탁한 부분이 혼재해 있고 노인성 백내장에 걸린 사람에게서 흔히 볼 수 있다. 비타민C를 섭취하면 피질 백내장을 예방할 수 있다.

노안으로 안 보이던 글씨가 갑자기 잘 보이게 된다면 핵 백내장을 의심해봐야 한다. 이는 수정체 중앙부터 혼탁해지는 병으로 수정체가 두꺼워져 근시 상태가 되는 것이다. 그래서 근거리는 잘 보여도 원거리는 잘 보이지 않는다. 핵 백내장이 진행되면 시야가 뿌옇게 흐려지는데 자외선을 피하고 마찬가지로 비타민C를 섭취하면 예방할 수 있다.

수정체 뒷면을 둘러싸고 있는 후낭 바로 앞쪽에 생긴 백내장을 후낭하 백내장이라고 하는데 이 백내장에 걸리면 시야가 급격하게 떨어지기 때문에 특히 주의해야 한다. 후낭하 백내장의 원인으로는 눈의 염증, 당뇨병, 스테로이드 부작용 등이 있고 루테인을 복용하면 예방할 수 있다. 만약 사물이 잘 보이지 않는다면 수술도 고려해야 한다.

Q 백내장은 노인에게 많이 나타나는 병이다?

A 백내장의 대부분을 차지하는 노인성 백내장은 보통 40대 후반부터 시작된다. 발병률을 살펴보면 55세에서 약 15%, 65세에

서 약 30%, 85세에서 약 90%, 90세에서는 거의 100%에 달한 정도로 노인에게 많이 나타나는 병이다.

하지만 30대에 발병하는 사례도 적지 않다. 그 원인으로는 아토피성 피부염 환자의 증가, 빛 자극이 많은 생활, 불규칙한 식생활, 운동 부족, 스트레스 증가, 약물 부작용 등을 들수 있다.

Q 백내장 수술은 많이 아플까?

A 마취를 하기 때문에 전혀 아프지는 않지만 생활하는 데 크게 불편하지 않다면 굳이 서둘러 수술할 필요는 없다. 예를 들어 0.7 정도의 시력을 가진 사람이 수술을 하면 반대로 시력이 더 떨어질 수도 있고 최악의 경우, 전혀 보이지 않게 될 수도 있다. 물론 디자이너나 운전사처럼 시각 능력이 필요한 사람들은 시력이 1.0이라도 수술하는 경우가 있긴 하다.

수술하기 전에는 방사선 검사와 혈액 검사를 진행하는데 만약 심장병 등에 사용되는 항응고제인 와파린을 복용하고 있다면 수술을 할 수 없으며, 일주일 동안 약 복용을 중단해야 한다. 혈당 조절이 잘 안 되는 당뇨병 환자도 수술이 불가능하다.

수술은 20분 정도 소요되는데 경우에 따라서는 40분 정도 걸릴 때도 있다. 의사의 실력뿐만 아니라 환자의 컨디션도 눈에 큰 영향을 미치니 수술 전후에는 단 음식을 피하도록 하자.

Q 양쪽 눈을 동시에 수술할 수 있을까?

A 가능하지만 별로 권하지는 않는다. 동시에 수술하는 경우는 원래 극히 드물었지만 최근에는 양쪽 눈을 동시에 수술하는 의사도 늘어나는 추세다.

그래도 동시 수술은 위험성이 매우 높으므로 수술이 잘못될 경우를 염두에 두고 한쪽 눈씩 따로따로 하는 게 좋다. 보통은 한쪽 눈을 수술한 후 최소 일주일 정도 경과를 지켜보다가 다른 쪽 눈도 수술하지만 가능하다면 3개월 정도 지난 후에 수술하는 것이 안전하다. 수술은 단 한 번만 할 수 있다는 사실을 명심하자.

Q 수술할 때 꼭 입원을 해야 할까?

A 꼭 입원할 필요는 없지만 만일을 대비해 3일 정도는 입원하는 게 좋다. 수술 자체는 20분 정도 걸리지만 수술 후 30~40분 동안은 절대 안정을 취해야 한다. 물론 그 후에는 바로 일상생활로 복귀할 수 있다.

만약 본인에게 다른 지병이 없고 체력에 자신이 있다면 당일 수술도 가능하다. 다만 수술 후 일주일 동안은 목욕을 할 수 없으므로 땀이 많이 나는 여름철의 당일 수술은 권하지 않는다. 그리고 당일 수술 후에는 일주일에 3회 정도 소독과 검사를 위해서 힘들더라도 안과에 내원해야 한다.

눈은 수술 다음 날부터 잘 보이긴 하지만 기본적으로 3일 정도는 휴식을 취하는 것을 추천한다. 몸을 쓰는 직업이 아니라면 비교적 빨리 일터로 복귀할 수 있으나 컴퓨터 작업이 많은 사무직이라면 이번 기회에 휴가를 보낸다고 생각하고 푹 쉬는 게 좋다. 마찬가지로 격렬한 운동도 피해야 한다. 수술 후 일주일 정도 지나면 눈 속에 삽입한 안내렌즈가 어느 정도 자리를 잡지만 안정화될 때까지는 최소 3개월은 걸리므로 새 안경은 그 후에 구입하면 된다.

Q 백내장 수술은 연령 제한이 있을까?

A 연령 제한은 없다. 나이가 많다는 이유로 가족이 수술을 반대하는 경우는 있지만 본인이 원한다면 나이를 떠나서 수술은 가능하다. 나이가 들면 몸 여기저기가 고장 나기 마련이지만 아흔이 넘은 나이에도 몸이 건강하다면 백내장 수술은 받을 수 있다. 하지만 체력이 좋지 않다면 수술은 안 하는 게 좋다. 나이 많은 사람이 입원을 하면 치매에 걸릴 확률이 높아진다는 실제

172

연구 결과도 있다.

Q 수술은 건강보험이 적용될까?

A 적용된다. 다만 다초점 안내렌즈 삽입술의 경우 수술비는 한쪽 눈 기준 300만 원 정도 한다. 양안을 수술하면 총 600만 원이기에 다소 부담스러운 금액이긴 하다.

원시나 근시 중 하나만 교정할 수 있는 단초점 안내렌즈 삽입술의 경우에는 수술 후에도 안경이나 돋보기를 착용해야 한다. 수술비는 100만 원 내외 정도로 나온다.

Q 수술하면 시력은 어느 정도 회복될까?

A 안내렌즈 삽입술을 받은 환자들 중에 수술 다음 날 시력이 1.5까지 나온 사람도 있었다. 수술을 하면 백내장에 걸리기 전의 시력을 회복하기도 하지만 시력 저하의 원인이 백내장이 아니라면 시력은 많이 회복되지 않는다.

Q 안내렌즈는 정기적으로 바꾸어야 할까?

A 반영구 렌즈이기 때문에 초점이 안 맞는 경우가 아니라면 바꾸지 않아도 된다. 수술 후 10년, 20년이 지나도 아무 문제가 없다면 안내렌즈의 상태는 변하지 않는다.

물론 초점이 안 맞는 경우도 있다. 눈 속에 삽입하는 것이라서 이물감은 없겠지만 그래도 혹시 불편을 느낀다면 잘못된 수술로 인해 렌즈의 위치가 어긋났을 가능성이 있다. 초점이 맞지 않아 교체를 원할 때는 수술을 해주는 병원도 있지만 재수술은 더 신중히 생각하고 결정해야 한다. 백내장 수술을 할 때는 각막을 수 mm까지 절개하고 수정체를 꺼낸 다음 렌즈를 삽입하는데, 절개 크기가 얼마 되지 않는다고는 하지만 기본적으로 몇 번이나 각막에 손상을 입히는 일은 그다지 바람직하지 않다. 경우에 따라서는 합병증을 초래할 수도 있기에 주의해야 한다.

흔한 케이스는 아니지만 수술이 잘못되어 눈에서 안내렌즈가 떨어질 수도 있다. 예전에 안내렌즈가 빠진 사람이 병원을 찾아온 적이 있는데 이는 섬모체 돌기가 약해져 렌즈가 아래로 떨어진 경우였다. 이런 경우에는 렌즈를 제거해야 한다.

Q 혼탁해진 수정체는 치료하면 맑아질까?

A 수정체는 원래 탄력성이 뛰어나고 부드러우며 투명한 편이다. 하지만 수정체 속 단백질이 산화되어 변성되면 투명한 수정체에 혼탁이 생기게 되는데 이때 가장 큰 원인이 활성산소다. 수정체에 존재하는 비타민C가 다량의 활성산소를 제거하

지 못해 혼탁이 생기는 것으로 한 번 혼탁해진 수정체는 다시 맑아지기 어렵지만 생활습관을 개선하면 시력만큼은 회복할 수 있다.

Q 일상생활에서 주의해야 할 점은 무엇일까?

A 생활습관을 개선하면 뇌의 기능이 향상되어 대부분 시력도 좋아진다. 혼탁해진 수정체가 다시 맑아지지는 않더라도 시신경의 기능이 회복되면 전처럼 다시 잘 볼 수도 있다.

사물을 보는 것은 사실 눈이 아니라 뇌이기 때문에 몸 상태에 따라 잘 보일 수도 있고 안 보일 수도 있다. 실은 우리는 자신의 코도 볼 수 있지만 뇌가 시각 정보를 삭제하기 때문에 보지 못한다. 한쪽 눈을 감으면 코가 보이는데 이를 자각하지 못하게 하는 것이다.

그 밖에 일상생활에서 신경 써야 할 것이 있다면 그건 자외선이다. 수정체가 혼탁하면 자외선이 잘 통과하지 못하지만 수술 후에는 다시 젊은 20대의 눈으로 돌아가게 되어서 역으로 자외선이 잘 통과된다. 눈은 자외선에 취약하기 때문에 강한 햇빛에 노출되지 않도록 항상 주의해야 한다.

참고로 안내렌즈에는 자외선 차단 기능이 있긴 하지만 완벽하게 차단되는 것은 아니다. 게다가 백내장 수술을 한 환자는 일반인에 비해 10년 내 황반변성 발병률이 3배 가까이 높다. 이를 예방하기 위해서는 채소를 많이 먹거나 녹즙을 마셔 몸의 항산화 능력을 높여야 한다. 망막의 퇴화를 막는 것이 무엇보다 중요하다.

녹내장 편

Q 녹내장을 앓고 있는 사람은 얼마나 될까?

A 환자의 수가 매년 증가하고 있다. 아래 표는 일본 녹내장학회가 1999년에 실시한 대규모 조사의 결과이다. 40세 이상 성인 3,000명 이상을 무작위로 추출해 조사했는데 이에 따르면 녹내장 전체 유병률은 5.78%였다. 이는 성인 17명 중 1명꼴이니 꽤

많은 숫자라고 할 수 있다. 일본 전체로 보면 400~500만 명이나 되는 사람들이 녹내장을 앓고 있다는 이야기다. '남의 일'이라고 생각할 질병이 아니다.

연령대별 녹내장 발생률	
40~49세	2.30%
50~59세	3.02%
60~69세	7.89%
70세 이상	13.11%

Q 녹내장 치료를 받는 환자는 얼마나 될까?

A 10명 중 1명 정도만 치료를 받고 있다. 일본 후생노동성의 조사에 따르면 녹내장 치료를 받고 있는 사람은 1987년에 14.4만 명이었다. 이것이 1993년에는 21.9만 명, 1999년에는 40.9만 명으로 12년 동안 3배 가까이 증가했지만 이는 400~500만 명에

달하는 녹내장 환자 중 겨우 10%에 지나지 않는다.

이처럼 치료를 받고 있는 사람이 적은 이유는 말기가 될 때까지 자각 증상이 거의 없기 때문이다. 간혹 환자 중에는 부모가 녹내장을 앓은 경우가 있어 혹시나 하는 마음에 병원을 찾았다가 조기에 발견하는 경우도 있지만 대부분은 건강 검진을 위해 안저 검사를 받거나 다른 병으로 병원을 찾았다가 우연히 알게 되곤 한다.

Q 녹내장에 걸리면 무조건 실명할까?

A 녹내장은 실명 원인 1위 질환으로 꼽힌다. 녹내장 환자가 모두 시력을 잃는 것은 아니지만 방치하면 실명에 이르게 된다. 폐쇄각 녹내장은 갑자기 안압이 상승하면서 발생하는 질환으로 바로 치료하지 않으면 실명할 우려가 있지만 안통, 두통, 구토 등의 격렬한 증상이 나타나기 때문에 조기 진단이 가능한 편이다. 정말 무서운 것은 개방각 녹내장이다. 이는 증상이 거의 없기 때문에 그대로 몇 년을 방치해 병을 키우는 경우가 많다.

Q 많은 사람이 자신이 녹내장에 걸린 것을 모르는 이유는 무엇일까?

A 녹내장은 말기가 될 때까지 거의 자각 증상이 나타나지 않기

때문이다. 예전에는 일반적으로 안압을 측정해 녹내장을 진단했기에 병을 쉽게 발견할 수 있었다. 그리고 안압이 높아지면 혈액 순환이 제대로 이루어지지 않아 시신경이 손상된다고 생각했다.

그런데 요즘은 정상 안압인 사람이 안압이 높은 사람보다 녹내장에 걸리는 경우가 더 늘어났다. 정상 안압의 범위는 10~20mmHg으로, 이처럼 정상 범위 내에 있음에도 불구하고 녹내장이 발생하는 것이다.

정상 안압 녹내장 환자가 늘어나면서 전체 환자 수도 증가했다. 일본 녹내장학회의 조사에 따르면 전체 녹내장의 70%를 차지하는 개방각 녹내장을 앓고 있는 환자들 대부분이 정상 안압(21mmHg 이하)이었다고 한다.

안압이 정상 수준인데도 시신경이 손상되어 녹내장에 걸리는 원인은 아직 정확하게 밝혀지지 않았다. 하지만 녹내장을 일으킬 수 있는 위험 인자로는 ① 가족력, ② 고도 근시, ③ 원시, ④ 거짓 비늘 증후군(비정상적인 단백질이 생성되어 수정체가 비늘처럼 벗겨지는 증상), ⑤ 시신경 유두(망막 위의 신경이 모여 뇌로 들어가는 지점)의 창백, ⑥ 안압이 22mmHg 이상, ⑦ 양안의 안압 차이가 5mmHg 이상, ⑧ 혈액 순환 장애, ⑨ 스테로이드 장기 복용, ⑩ 당뇨병 등을 들 수 있다.

Q 녹내장 검사는 어떻게 진행될까?

A 먼저 세극등 현미경 또는 도상 검안경을 이용해 안저 검사를 한다. 세극등 현미경이란 눈을 세밀하게 관찰할 수 있는 안과용 현미경을 말한다. 눈을 확대해 관찰할 수 있고 안축장(각막에서 망막까지의 길이) 길이도 측정할 수 있다.

도상 검안경 검사는 검사자가 검안경을 머리에 쓴 채 손에 든 볼록 렌즈를 환자의 눈에 대고 안저를 검사하는 방법이다. 현미경에 비해 확대율은 떨어지지만 넓은 시야로 망막의 구석구석까지 관찰이 가능하다는 장점이 있다.

Q 고혈압 환자는 안압도 높을 것이다?

A 고혈압은 안압과 직접적인 관련이 없다. 혈압이란 혈관 속을 흐르는 혈액의 압력을 말하는 것으로 혈관이 좁아지거나 딱딱해지면 혈압이 올라간다. 반면 안압은 안구를 채우고 있는 방수(각막과 수정체 사이, 홍채와 수정체 사이를 채운 액체)가 제대로 배출되지 않으면 올라가는 것이다. 안압은 방수의 양에 의해 결정되므로 고혈압이라고 해서 무조건 안압이 올라가는 것은 아니다.

녹내장으로 안압이 상승하는 이유는 혈액 순환이 원활하지 않기 때문이다. 안압이 22mmHg 이상인 경우를 고안압증이라고 하는데 25mmHg 이상이 되면 약을 사용해 안압을 조절하게 된다. 정상인의 경우 하루 일과 중 안압이 5mmHg 정도는 변동하는데 이때 10mmHg 이상 변동한다면 문제가 있는 것이다. 다만 안압이 정상 범위라면 이완기 혈압이 낮을수록 녹내장 발생 위험이 증가한다고 한다. 이완기 혈압이 40mmHg고 안압이 20mmHg라고 하면 차가 20mmHg가 된다. 혈압과 안압의 차가 25mmHg 이하면 녹내장 발생 위험이 증가한다는 의사의 말도 있다. 혈압과 안압의 차가 거의 없어져 균형이 무너지면 혈액 순환도 악화되는 것이다.

Q 시신경이 압박받으면 어떻게 될까?

A 안압이 높아지면서 시신경을 압박하면 시신경이 위축되고 시신경 유두 함몰이 일어나 시야가 좁아지거나 시력이 저하된다. 이 경우 만성 녹내장은 서서히 진행되지만 급성 녹내장은 진행 속도가 빠르다.

Q 녹내장은 어떻게 치료할까?

A 혈액 순환이 좋아지면 녹내장은 개선된다. 하루에 1.5~2L 정도의 물을 조금씩 나눠 마셔보자. 혈액 순환이 잘 안 되는 사람들은 주로 물 대신 커피나 녹차를 즐겨 마시는 경향이 있는데

카페인은 이뇨 작용을 촉진해 과다 섭취하면 탈수를 일으킬 수 있으니 주의해야 한다. 그리고 두통, 어깨 결림, 요통, 냉증 등에도 걸리기 쉽다. 커피, 녹차, 우롱차는 엄밀하게 말하면 마신다고 해서 수분이 보충되는 음료가 아니다.

운동 부족도 녹내장을 일으키는 원인 중 하나다. 하루 1만 3,000보 이상을 목표로 걸어보자. 2시간 정도 걸으면 목표를 달성할 수 있을 것이다. 나는 평소 출퇴근할 때 일부러 멀리 돌아가서 1시간씩 걷는다.

달고 기름진 음식을 과다하게 섭취하거나 스트레스가 많은 사람도 조심해야 한다. 담배와 알코올도 피해야 한다. 그리고 식사 후 바로 달릴 수 있을 정도의 소식을 실천해보자.

Q 점안액의 종류는 어떤 것이 있을까?

A 녹내장 점안액은 ① 교감신경 차단제, ② 교감신경 흥분제, ③ 부교감신경 흥분제, ④ 프로스타글란딘 계열, ⑤ 탄산탈수효소 억제제, ⑥ ROCK 저해제(Rho 인산화효소 저해제) 이렇게 6가지로 분류할 수 있는데 모두 안압을 낮추는 약이다.

교감신경 차단제는 방수의 생산을 억제하고, 교감신경 흥분제는 교감신경을 자극해 방수 생산을 억제하고 방수 배출을 촉진한다. 부교감신경 흥분제는 부교감신경을 자극해 방수 배출을 촉진하며, 프로스타글란딘 계열, ROCK 저해제는 방수 배출을 촉진한다. 탄산탈수효소 억제제는 탄산탈수효소의 활성을 억제해 방수 생산을 막는다.

Q 녹내장은 안약으로 치료가 가능할까?

A 녹내장 안약은 평생 사용해야 하며 약으로 안압 조절이 안될 경우 수술을 해야 한다. 수술은 3번까지 할 수 있다. 단, 수술을 하면 시력이 떨어질 수 있어 되도록 하지 않는 편이 좋다. 내가 거듭 강조하는 것은 수술을 하지 않아도 생활습관과 식습관을 개선하면 안압이 내려가고 녹내장도 치료된다는 점이다. 현미밥을 주식으로 먹되 소식을 하고, 하루 1.5~2L의 물을 마셔보자. 바로 효과가 나타나는 것은 아니지만 이러한 노력들이 쌓이면 녹내장도 분명 극복할 수 있다.

Q 녹내장에 좋은 음식은 무엇일까?

A 하얀 쌀밥보다는 현미밥을 먹는 게 좋다. 현미는 항산화 작용을 한다. 노화는 일종의 녹이 스는 것과 같은데 항산화 물질이 풍부한 현미를 먹으면 녹이 제거된다. 소화기관을 청소해주는 현미를 매일 먹으면 분명 10년, 20년 후에는 큰 차이가 날 것이다. 그리고 생 현미에는 항산화 물질이 더 많이 함유되어 있다.

나는 매일 생 발아현미주스를 만들어 마신다.

Q 녹내장 약은 어떤 부작용이 있을까?

A 종종 3번이나 수술을 해도 낫지 않는 경우가 많아 약은 평생 복용해야 한다. 여러 종류의 약을 조합해 사용하는 경우도 적지 않은데, 문제는 약이 많을수록 부작용도 증가한다. 예를 들면 잘라탄의 부작용으로는 결막 충혈, 홍채 색소 침착, 눈 주위 피부 색소 침착 등이 있고 티모프틱의 부작용으로는 서맥(느린 맥박), 울혈성 심부전, 호흡 곤란, 기관지 경련 등이 있으므로 주의해야 한다. 아줍트는 다른 약에 비해 부작용은 적지만 눈에 강한 자극을 준다는 의견도 있다. 안압 강하제인 루미간을 사용하면 속눈썹이 길게 자라고 두꺼워지며 색이 진해지는 효과가 있지만 안검 함몰(움푹 꺼진 눈)의 부작용이 나타날 수 있다.

이외에도 여러 가지 약을 동시에 사용하면 약물 조합에 의한 부작용이 나타날 수 있다. 가장 주의해야 할 점은 이 병원 저 병원을 다니면서 여러 약을 처방받는 것이다. 다른 병원이나 다른 진료과를 이용할 때는 자신이 평소 어떤 약을 복용하고 있는지 꼭 알려야 한다.

Q 안압 상승을 막으려면 어떤 점을 주의해야 할까?

A 걷기 운동을 하면 안압이 내려가지만 누워서만 지내면 반대로 안압이 올라간다. 그래서 아침에 안압이 높게 측정된다. 안압이 높은 사람은 낮잠을 자거나 엎드린 자세로 일하는 것을 피해야 한다. 혈액 순환을 방해하는 스트레스, 어깨 결림 증상, 심지어 목을 조이는 넥타이도 녹내장에 좋지 않다.

Q 담배와 술은 녹내장을 악화시킬까?

A 그렇다. 흡연이나 카페인 섭취는 교감신경을 흥분시켜 동공을 확대시키는데 그렇게 되면 방수의 흐름이 나빠져 안압이 상승하게 된다. 담배와 술은 당연히 혈액 순환을 방해하기 때문에 끊는 게 좋지만 그것이 어렵다면 소주 반병 정도는 마셔도 괜찮다. 그런데 문제는 소주 반병으로 끝나는 술자리가 없다는 것이다. 담배와 더불어 카페인도 안압을 올리는 위험 요인이다. 그 밖에도 흥분하거나, 밝은 곳에서 어두운 곳으로 이동하거나, 동공을 확대시키는 산동제를 점안해 동공이 확대되면 홍채와 수정체의 사이가 좁아져 방수의 흐름이 나빠진다.

Q 위장약이나 감기약을 먹어도 될까?

A 폐쇄각 녹내장을 앓고 있는 환자는 위장약을 복용하면 안 된

다. 위장약 중에는 부교감신경을 차단하는 약이 있는데 이 약을 복용하면 동공이 확대되기 때문이다. 동공은 어두운 곳에서는 확대되고 밝은 곳에서는 축소되는 것이 일반적인데 위장약을 복용하면 동공이 밝은 곳에서도 확대된다. 개방각 녹내장을 앓고 있는 경우에는 복용하면 안 되는 약은 없지만 스테로이드제는 자제해야 한다.

Q 눈을 혹사시키면 녹내장이 빨리 진행될까?

A 눈의 혹사와 녹내장 진행은 별로 관련이 없다. 폐쇄각 녹내장을 앓고 있는 사람이 작은 물체를 계속 응시하는 작업을 하면 안압이 올라가 발작을 일으킬 수 있지만 원발 개방각 녹내장이나 정상 안압 녹내장의 경우는 딱히 신경 쓰지 않아도 된다. 그런데 눈을 혹사시키는 사람들은 대체로 운동도 하지 않기 때문에 혈액 순환이 잘 이루어지지 않는다. 혈액 순환이 원활하지 않으면 녹내장이 빨리 진행되므로 다음의 두 가지를 실천해보자.

❶ 화를 쌓아두지 않는다

환자들은 화를 참거나, 욕구 불만을 안고 살아가거나, 스트레스에 시달리는 경향이 있는데 화가 날 때는 참지 말고 하고 싶은 말을 명확하게 전달해야 스트레스가 쌓이지 않는다.

❷ 몸을 따뜻하게 하고 밤 11시 이전에 잠자리에 든다

환자들 중에는 늦게 자는 사람도 많은 듯하다. 잠자리에 드는 시간이 늦어지면 자율신경 중 교감신경이 우위가 되어 안압이 상승하게 된다. 밤에는 부교감신경이 우위가 되도록 편안한 마음을 가져보자. 하루 일과를 마치고 따뜻한 욕조에 몸을 담가 체온을 올린 다음 밤 11시 이전에 잠자리에 드는 습관을 가지려고 노력해보자.

03 황반변성 편

Q 어떤 사람이 황반변성에 잘 걸릴까?

A 황반변성이란 물체가 비뚤어져 보이거나 시야의 중심에 검은 점이 생기며 색을 식별할 수 없게 되는 질환을 말한다. 특히 햇볕을 많이 쬐거나 흡연을 하는 사람은 황반변성에 걸릴 가능성이 높다. 안과 검진을 통해 황반변성을 발견한 환자들 대부분은 자외선에 장기간 노출된 사람들이다. 예를 들면 배의 승무원, 야외 활동을 즐기는 사람, 실외에서 일하는 사람, 낚시를 좋아하는 사람 등이다.

그리고 흡연자도 조심해야 한다. 눈의 황반부에 많이 존재하는 비타민C는 천연 자외선 차단제 역할을 담당하고 황반부를 포함한 망막의 노화도 늦춰준다. 반대로 황반부에는 활성산소도 많이 존재하는데 흡연을 하면 체내에서 비타민C를 다량으로 소비해 활성산소를 제거할 수 있는 힘이 사라지기 때문에 망막 내 자외선 양이 증가하게 된다.

Q 조기 발견이 가능할까?

A 암슬러Amsler 격자 검사로 황반변성을 조기에 발견할 수 있다. 이는 격자 중앙에 있는 검은 점을 보면서 주변의 선들이 곧게 보이는지 확인하는 간단한 검사다. 격자가 휘어져 보인다면 황반변성을 의심해봐야 한다.

앞에서 설명했지만 담배를 많이 피우는 사람은 황반변성 검사를 자주 받는 것이 좋다. 담배 1개비당 20mg 정도의 비타민C가 소비되는데 사람이 하루에 비타민C를 섭취하는 양은 평균적으로 100~110mg 정도이므로 담배를 5개비 이상 피우면 안 된다는 얘기가 된다. 담배를 20개비 정도 피우면 결국 비타민C를 1g 이상 섭취해야 하는데 음식으로 섭취량을 채우기는 힘들기에 영양제를 복용하는 것도 방법이다.

눈은 비타민C가 많이 존재하는 기관이다. 눈이 건강한 사람은 비타민C가 풍부하지만 백내장 등의 질환을 앓고 있는 사람은 거의 없다고 볼 수 있다. 소중한 눈을 지켜주는 비타민C가 존재하지 않으면 자외선에 무방비로 노출된 것이나 마찬가지다.

Q 어떤 치료법이 있을까?

A 항혈관내피성장인자 치료제인 루센티스를 주사하는 방법이

있다. 이는 항암제로 신생 혈관의 생성을 억제하여 시력이 조금씩 회복된다. 처음 3회는 매달 맞고 그다음에는 접종 간격을 늘려가면서 맞는다. 접종 간격이 길거나 2년간 4회 이하로 맞으면 시력이 떨어지기 때문에 2년간 7회 정도는 맞는 게 좋다. 다만 주사를 한 번 맞는 데 큰 비용이 드는 데다가 지속적으로 맞아야 한다는 게 문제다.

Q 다른 치료법은 없을까?

A 사실 효과적인 치료법은 없다. 레이저 치료는 시력을 떨어뜨려 현재는 거의 시행되지 않고, 생활습관을 개선하는 것 외에는 달리 방법이 없다고 해도 과언이 아니다.

한때 황반변성은 서양인들에게나 발생하는 질환으로 여겨졌으며 아시아에서는 30년 전만 해도 거의 찾아볼 수 없었다. 그러나 식생활이 서구화되면서 아주 흔한 질환이 되었다. 달고 기름진 음식을 즐겨 먹고 고기와 유제품 위주의 식사를 하거나, 과식을 하거나, 야식을 먹는 날도 늘어나며 이런 잘못된 식습관으로 인해 황반변성이 발생하기 시작했다.

눈 건강에 좋은 식사법은 현미를 주식으로 먹되 소식을 하는 것이다. 현미의 영양 성분표를 보면 모든 영양소가 고루 들어있는 건강식품임을 알 수 있다. 식습관과 생활습관을 개선한 환자 중에는 0.04였던 시력이 0.6으로 올라간 경우도 있다.

현미와 백미의 영양 성분표 (가식 부위 100g)

성분	현미	백미
에너지	350kcal(1,464kJ)	356kcal(1,490kJ)
수분	15.5g	15.5g
단백질	6.8g	6.1g
지질	2.7g	0.9g
탄수화물	73.8g	77.1g
회분	1.2g	0.4g
칼륨	230mg	88mg
칼슘	9mg	5mg
마그네슘	110mg	23mg
식이섬유 총량	3.0g	0.5g

Q 황반변성의 원인인 신생 혈관이란 무엇일까?

A 황반변성으로 안저출혈이 발생하면 망막과 홍채에서 혈액 순환이 잘 이루어지지 않는다. 그렇게 되면 망막과 홍채에 영양을 공급하기 위해 신생 혈관이 만들어진다.

신생 혈관은 정상적인 혈관보다 매우 약하기 때문에 쉽게 파열되어 출혈을 일으킨다. 신생 혈관을 제거하려면 혈액 순환이 원활해야 하는데 그러기 위해서는 소식과 걷기 운동을 실천해야 한다.

Q 황반변성을 방치하면 어떻게 될까?

A 황반변성은 3대 실명 질환 중 하나이기에 방치하면 실명할 위험이 높다. 황반변성에 걸리면 시야의 주변은 잘 보이지만 중심 부분이 잘 보이지 않아 상대방의 얼굴을 알아보지 못하게 된다.

시력의 대부분을 담당하는 황반부는 우리 몸에서 가장 신진대사가 활발하고 활성산소도 많이 만들어낸다. 또 혈액 순환의 영향을 많이 받기 때문에 항산화제인 비타민C와 미네랄인 아연은 황반부의 필수 영양소다. 비타민C는 자외선으로부터 황반부를 지키고 망막의 노화를 예방한다. 아연이 부족하면 황반부를 포함한 망막에 변성이 일어난다. 실제로 황반변성을 앓고 있는 사람이 아연을 섭취하자 시력이 안정화되거나 황반변성

비타민C와 아연이 풍부한 식품

비타민C	아연
파슬리, 브로콜리, 양배추, 김, 레몬, 꽈리고추, 피망, 딸기, 키위, 순무 잎, 소송채	굴, 감태, 콩가루, 밀기울, 캐슈너트, 왕게, 아몬드, 참깨, 소라, 톳, 말린 표고버섯, 현미

이 개선된 사례가 있다.

노인성 황반변성의 경우는 망막의 중심부에 위치한 황반부에 비정상적인 신생 혈관이 자란 것으로 방치하면 부종이나 출혈을 일으켜 시력을 떨어뜨린다.

당뇨망막병증 편

Q 당뇨병에 걸리면 정말 실명할까?

A 그렇다. 3대 실명 질환 중 하나인 당뇨망막병증으로 실명에 이르는 사례는 일본에서 연간 약 3,500건 정도이고 다리를 절단하는 사례는 연간 약 3,000건에 달한다.

당뇨병은 높아진 혈당이 온몸의 혈관을 망가뜨리는 병으로 고혈당 상태가 지속되면 뇌졸중, 심근경색, 망막증, 당뇨병성 신증과 같은 합병증을 일으킬 수 있다. 합병증을 예방하려면 혈액 순환을 개선해야 하는데 가장 좋은 방법은 걷기 운동이다.

Q 당뇨망막병증은 어떤 자각 증상이 있을까?

A 고혈당으로 인해 혈액 순환 장애가 생기면 눈, 신장, 신경 등에 합병증이 생겨난다. 당뇨망막병증은 당뇨병으로 인해 망막의 말초 혈관에 순환 장애가 일어나 발생하는 질환으로 진행 상태에 따라 다음의 3단계로 나뉜다.

❶ 단순 망막증

혈당이 높은 상태가 지속되면 망막의 모세혈관이 약해져 출혈을 일으킨다. 망막 내에 점 모양의 출혈이나 백반 등이 생기지만 자각 증상은 거의 없다.

❷ 전 증식성 망막증

혈당이 높은 상태가 오랜 기간 지속되면 망막에 산소와 영양소가 제대로 공급되지 않는다. 점 모양의 출혈이나 백반의 수는 증가하지만 자각 증상은 거의 없다.

❸ 증식성 망막증

산소와 영양소가 부족해지면 이 상태를 해결하기 위해서 망막에 신생 혈관이 만들어진다. 신생 혈관은 매우 약해 망막에 출혈을 일으키기 쉬운데 그렇게 되면 시력이 저하되어 잘 보이지 않게 된다. 눈앞에 날파리가 날아다니는 것처럼 보이는 비문증이 나타나기도 한다. 마찬가지로 초기에는 자각 증상이 거의 없어 10년 가까이 방치하는 사람이 많은 것이 문제다.

Q 당뇨망막병증은 당뇨병의 합병증일까?

A 망막증은 당뇨병의 합병증으로 알려져 있지만 나는 그렇지

않다고 생각한다. 고혈당만으로 생기는 병이 아니기 때문에 혈당이 떨어져도 병이 낫지 않는 경우가 있다. 망막증을 개선하려면 약을 복용하면서 식사량을 줄이고 운동도 병행해야 한다.

Q 일상에서 실천할 수 있는 개선법은 없을까?

A 과식과 운동 부족은 당뇨병을 일으키는 원인이므로 생활습관을 개선하면 병을 극복할 수 있다. 먼저 간식과 야식을 끊어야 한다. 그다음에는 조금 모자란 듯 먹는 습관을 들이고 걷기 운동을 병행하면 된다. 소식과 걷기 운동을 실천하면 적정 체중에 도달할 수 있고 혈당도 내려간다.

　운동을 하고 근육이 있는 사람은 체질량 지수를 22 정도로 유지하고 운동을 안 하고 근육이 별로 없는 사람은 지수를 20 정도로 유지하는 게 좋다.

Q 당뇨망막병증을 발견하기 위해서 어떤 검사를 할까?

A 제일 먼저 안저 검사를 하고 그다음에는 조영제를 주입해 신생 혈관이 있는지 검사한다. 조영제 주입 시 쇼크 등의 부작용이 생길 수 있어 주의가 필요하다. 그다지 많지는 않지만 알레르기나 심장 질환이 있는 사람은 부작용이 나타나기 쉬우므로 주의해야 한다.

Q 안저출혈이란?

A 혈액 순환이 나빠지면 눈의 혈관이 파열되고 출혈이 발생한다. 당뇨망막병증을 10년 가까이 방치한 환자 중 절반 정도가 안저출혈 증상을 보였기 때문에 일단 고혈당이 안저출혈의 원인이라고 할 수 있고, 그 밖의 원인으로는 비만, 고혈압, 높은 콜레스테롤로 인한 동맥경화 등이 있다.

고혈압과 동맥경화가 진행되면 혈관이 막히거나 터져 뇌경색이나 뇌출혈을 일으킬 수 있다. 그렇게 되면 뇌와 연결되어 있는 망막의 혈관도 쉽게 출혈을 일으켜 안저출혈이 발생한다. 안타깝게도 고혈압과 동맥경화 환자 수가 꾸준히 증가하고 있어 안저출혈 환자 또한 늘어날 것으로 보인다.

고혈압이나 동맥경화와 같은 질환은 고단백·고칼로리 식사, 운동 부족, 과도한 스트레스 등의 잘못된 생활습관으로 인해 발생한다. 따라서 생활습관을 개선하면 동맥경화의 진행을 막을 수 있다. 최근에는 부정맥과 뇌경색 치료제인 와파린이나 아스피린이 원인이 되어 안저출혈이 발생하는 사례도 늘고 있다. 이러한 약을 많이 복용하면 혈액이 잘 응고되지 않아 과다 출혈을 일으킬 수 있음을 주의하자.

197

Q 안저 검사 비용은?

A 병원마다 다르지만 평균 50,000원 내외의 비용을 생각하면 된다.

Q 당뇨망막병증의 진행을 막을 수 있는 방법은 없을까?

A 거듭 강조하지만 소식과 걷기 운동을 추천한다. 이 두 가지를 실천하면 점 모양의 출혈이나 백반이 엷어지다가 마침내 사라진다. 운동은 하지 않고 식사량만 줄인다면 영양실조에 이를 수 있으니 반드시 소식과 운동을 병행해야 한다. 단, 식사량을 줄이면 스트레스가 쌓일 수 있는데 스트레스에 가장 좋은 해결책은 질 좋은 수면이다. 잠을 자는 동안 스트레스가 자연스럽게 해소되기 때문에 되도록 밤 9시 이전에 자고 일찍 일어나는 습관을 들이는 것을 추천한다.

Q 어떤 치료법이 있을까?

A 본격적으로 망막증이 진행되면 레이저 치료를 시행한다. 혈액 순환이 안 되는 부위에 레이저를 조사하는 방법이다. 망막의 중심부인 황반부를 제외한 부위에 레이저를 조사해 황반부의 혈액 순환을 돕는 것이지만 이 치료는 최소한으로 하는 게 좋다.

만약 증식성 망막증으로 진행되면 유리체 수술을 해야 한다. 그러나 수술로 혼탁해진 유리체를 제거하면 시력은 회복되지만 다시 출혈이 발생할 가능성이 높아지는 데다가 수술을 반복하면 눈이 점점 안 보이게 된다는 부작용이 있다.

Q 고혈압성 망막증은 어떤 병일까?

A 고혈압성 망막증은 고혈압을 유발하는 세동맥의 수축이 극에 달했을 때 발생한다. 세동맥이 수축하면 혈액이 제대로 공급되지 않아 망막의 세동맥 하류에 있는 모세혈관이 막히거나 파열된다. 하류에 있는 정맥계 혈관도 막히거나 파열되면서 출혈, 부종, 뇌경색 등이 발생해 망막의 기능이 저하되며 경우에 따라서는 부분적 괴사가 나타나기도 한다.

또한 망막의 동맥에 경화성 변화가 생겨 출혈 등이 나타나는 질환으로 혈류의 흐름이 나빠지기도 한다. 이렇게 되면 눈 속 혈관이 딱딱해져서 뇌혈관도 영향을 받고 결국 뇌졸중 발생 위험까지 높아진다.

시력을 떨어뜨리는 질환인 망막분지정맥폐쇄증, 망막동맥폐쇄증, 허혈성 시신경병증 또한 고혈압으로 인해 발생한다. 고혈압으로 인한 합병증을 예방하기 위해서는 전신적인 치료와 노력이 필요하다.

05 비문증·노안 편

Q 비문증은 유리체 출혈로 인해 발생할까?

A 먼저 유리체는 미세한 섬유 조직으로 이루어진 투명한 젤리 모양의 물질로 안구 속을 채우고 있으며 빛을 통과시키고 눈의 형태를 유지하는 역할을 한다.

일단 비문증이 생기면 유리체 출혈을 의심할 수 있다. 유리체 출혈이란 망막이나 맥락막 혈관이 터져서 유리체 내로 혈액이 흘러들어가는 것을 말한다. 출혈로 인해 유리체 안이 혼탁해지면 망막에 그림자가 생겨서 시야에 얼룩이 보이는 듯한 비문증 증상을 느끼게 된다. 심지어 출혈량이 많으면 빛이 차단되어 아예 안개가 낀 것처럼 흐릿하게 보이거나 시력이 떨어진다.

Q 비문증 개선에 효과적인 방법은 무엇일까?

A 초기에는 뚜렷한 자각 증상이 없어 조기 발견이 어렵다. 갑자기 날파리가 날아다니는 것처럼 보인다면 바로 병원부터 가야 한다. 망막박리나 안저출혈이 원인이라면 조기에 발견할 수 있어 시력 저하를 막을 수 있다.

비문증의 또 다른 원인은 유리체의 노화인데, 노화 방지에 효과적인 치료법은 아직 없지만 비타민C 등의 항산화 물질이 함유된 채소를 많이 먹으면 유리체의 혼탁 자체는 제거되지 않더라도 망막의 기능이 어느 정도 회복되어 최소한 비문증으로 인한 불편함은 느끼지 않게 될 수 있다. 비타민C 이외에도 레시틴과 루테인을 영양 보조제로 섭취하면 도움이 된다.

Q 원시인 사람에게 노안이 오면 가까이 있는 물체가 어떻게 보일까?

A 원시인 사람은 멀리 있는 물체는 잘 보지만 가까이 있는 물체는 잘 보지 못한다. 그런데 원시인 사람에게 노안이 오면 초점을 맞추는 기능이 떨어져 근거리, 원거리 모두 잘 보이지 않게 된다.

또 원시가 있으면 노안이 빨리 온다고 느끼게 된다. 그 이유는 근시의 경우 노안이 와도 안경을 벗으면 가까이 있는 물체를 잘 볼 수 있어 상대적으로 돋보기를 늦게 착용하게 되기 때문이다. 먼 곳을 보다가 가까운 곳을 볼 때 초점을 맞추기 어렵다면 근시인 사람에게 노안이 온 것이라 할 수 있다

Q 노안을 개선할 수 있는 방법이 있을까?

A 건강을 잘 유지하면 노안이 늦게 오지만 반대로 평소에 술을

많이 마시거나 수면이 부족하면 노안이 빨리 온다. 노안을 늦추는 방법은 금주, 규칙적인 수면 습관, 꾸준한 운동 등으로 건강한 몸부터 만드는 것이다. 술을 마시거나 수면이 부족한 상태가 이어져 컨디션이 나빠지면 평소에 잘 보이던 것도 안 보이게 된다. 다음에 소개하는 방법을 실천하면 몸과 눈 모두 건강해질 수 있다.

① 눈에 좋은 음식을 먹는다
② 꾸준히 운동을 한다
③ 밤 11시 이전에 자고 일찍 일어난다
④ 눈 주변의 혈액 순환을 촉진시킨다
⑤ 초점 조절 카드를 이용해 초점을 맞추는 훈련을 한다.

Q 라식 수술을 받으면 노안이 빨리 올까?

A 라식 수술은 근시에 효과가 좋은 교정 수술이기에 수술을 한다고 해서 노안이 빨리 오는 것은 아니다. 노안은 수정체의 노화로 인해 발생하는 질환으로 시력 교정 수술과 관계없이 생긴다.

Q 노안이 되면 근시가 교정된다고 하는데 정말일까?

A 근거리가 잘 보이는 근시는 노안이 오면 가까운 것을 볼 때 안경을 벗을 경우 시야가 더 선명하게 잘 보인다. 사람마다 모두 다르지만 근시를 가진 사람에게 노안이 오면 안경 도수를 낮추게 되는 일부 사례가 있기도 하다.

옮긴이 **최말숙**

일본 도쿄 가쿠게이대학교 국제학부 아시아연구학과를 졸업하고 일본 종합상사에서 근무하며 통·번역 및 관리 업무를 맡았다. 글밥아카데미를 수료한 뒤 현재는 바른번역에 소속되어 출판 번역가로 활동 중이다. 옮긴 책으로는 『근육에 힘 좀 빼고 삽시다』, 『돈에 강한 아이로 키우는 법』, 『하루 1분 초간단 스트레칭』, 『더없이 홀가분한 죽음』, 『부모라면 반드시 바꿔줘야 할 36가지 나쁜 습관』, 『도쿄대 교양학부 생각하는 힘의 교실』 등이 있다.

맑고 선명한 눈을 위한 초간단 아이 스트레칭

1일 1분 시력 운동

초판 1쇄 발행 2021년 12월 10일
초판 3쇄 발행 2022년 2월 11일

지은이 야마구치 고조
옮긴이 최말숙
펴낸이 김선준

기획편집 배윤주 **편집2팀장** 서선행 **디자인** 김혜림
마케팅 권두리, 신동빈 **홍보** 조아란, 이은정, 유채원, 권희, 유준상
경영지원 송현주, 권송이
본문 디자인 박재원 **본문 일러스트** 김희연 **레시피** 오치아이 다카코

펴낸곳 (주)콘텐츠그룹 포레스트 **출판등록** 2021년 4월 16일 제2021-000079호
주소 서울시 영등포구 여의대로 108 파크원타워1 28층
전화 02) 332-5855 **팩스** 070) 4170-4865
홈페이지 www.forestbooks.co.kr **이메일** forest@forestbooks.co.kr
종이 (주)월드페이퍼 **인쇄·제본** 한영문화사

ISBN 979-11-91347-57-9 (03510)

• 책값은 뒤표지에 있습니다.
• 파본은 구입하신 서점에서 교환해드립니다.
• 이 책은 저작권법에 의하여 보호를 받는 저작물이므로 무단 전재와 복제를 금합니다.

(주)콘텐츠그룹 포레스트는 독자 여러분의 책에 관한 아이디어와 원고 투고를 기다리고 있습니다. 책 출간을 원하시는 분은 이메일 writer@forestbooks.co.kr로 간단한 개요와 취지, 연락처 등을 보내주세요. '독자의 꿈이 이뤄지는 숲, 포레스트'에서 작가의 꿈을 이루세요.